粒子線治療がしっかりわかる本

JASTRO
公益社団法人日本放射線腫瘍学会
広報委員会／粒子線治療委員会　編著

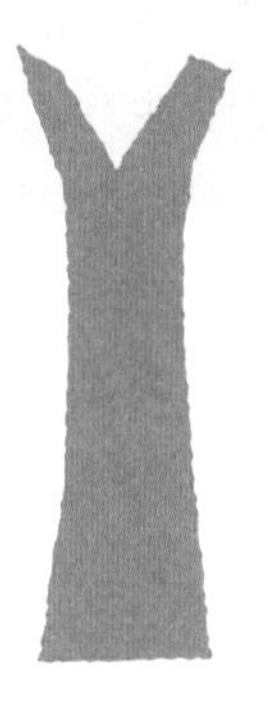

法研

序　文

近年、がん放射線治療は飛躍的な進歩を遂げています。がんを正確に狙うことができて体への負担が少ない高精度放射線治療が、当たり前のように日常診療で提供されるようになりました。粒子線治療でも技術の進歩は著しく、装置の小型化が進み、回転ガントリーの開発や３次元スキャニング照射法のような新たな治療技術が次々と導入されています。

当初は施設や対象となる疾患が限られていましたが、最近では数多くの臨床データをもとに粒子線治療の保険適用が拡大してきました。粒子線治療はその高い治療効果と安全性から、今日ではがん治療の中核を担う存在となりつつあります。施設数が増えて国内各地に普及し、様々ながんに対する治療が行われるようになり、患者さんにとってより身近ながん放射線治療となってきました。

この本は、日本の粒子線治療施設で放射線治療に携わる先生方を中心に執筆・編集されたものであり、その詳細な知識と経験、これまでの治療成果などが一冊に凝縮されています。粒子線の特徴や適応となるがんの種類などについての重要な情報が網羅され、科学的な事実に基づいているだけでなく、わかりやすく解説されています。医療従事者や患者さんが粒子線治療の原理や効果を深く理解し、より適切な治療法を選択できるようになると期待されます。また、保険適用や治療費など、患者さんにとって大切な情報も丁寧に記載されています。さらに、施設の紹介や受診方法に関する詳細な案内も提供されていて、粒子線治療を受ける際の不安や疑問を解消するための手助けとなるでしょう。

最後に、この本を執筆し編集した先生方に深い敬意と感謝の意を表します。先生方の熱意と専門的知識によって、この本は実用的で信頼性の高い情報を提供しています。粒子線治療がますます重要性を増している現代のがん治療において、信頼できるガイドとなるでしょう。この本の普及により、より多くのがん患者さんが粒子線治療の恩恵を受けることができることを願っています。

公益社団法人 日本放射線腫瘍学会 理事長
宇野　隆

発刊にあたって

放射線治療にはさまざまな放射線が使われます。最も多く使われているのは、エックス線ですが、粒子線を使った治療も行っています。

粒子線を治療に使う研究は1930年代に始まり、日本では1974年からホウ素中性子捕捉療法の臨床研究、1979年から陽子線治療、1994年には世界で初めて重粒子線治療を開始しています。新しい治療として始まった当初は、なんでも治り副作用がないなどと過大な期待が寄せられましたが、治療できる病態はすべてではなく副作用がない訳でもありません。日本は一般の放射線治療の利用率が低い国ですが、粒子線治療に関しては決して遅れを取ってはいません。世界の陽子線治療施設の17%、重粒子線治療施設の50%が日本に存在し、粒子線治療においては世界の最先端国ともいえます。新しい医療は臨床試験から開始され、先進医療、保険診療として広まって行きますが、多くの疾患が先進医療だった時代は、高額な医療として認識されていました。しかし、陽子線治療と重粒子線治療は、2016年に一部の疾患で健康保険の適用となり、以降順次健康保険の適用が拡大されてきています。また、ホウ素中性子捕捉療法も2020年から一部の疾患で保険の適用になりました。

現在、日本における陽子線治療施設は19ヵ所、重粒子線治療施設は7ヵ所、ホウ素中性子捕捉療法施行施設は2ヵ所です。多くの疾患を健康保険で治療できるようになり、施設数も他国と比較すれば多いのに、粒子線治療を受けている患者さんは放射線治療患者さんの約2%に留まっています。その原因は、患者さんを診察して治療方針を考える医師、患者さんやご家族に、粒子線治療についての情報が十分に行き渡っていないからだと考えました。そこで、日本放射線腫瘍学会の広報委員会で、医療者や医療系の学生、患者さんやご家族などの一般の方に対して、粒子線治療を正しくご紹介する書籍を作ろうと考えました。

本書では、それぞれの粒子線治療の特徴、適応となる疾患と病態、治療施設の全リストと受診方法などをご紹介しています。本書がお役に立ち、より多くの方が粒子線治療を利用できるようになることを期待しています。

2023年6月

日本放射線腫瘍学会広報委員会 委員長 岡嶋　馨

編集責任者 唐澤久美子

もくじ

第3章 粒子線治療を受けるとき

第4章　もっと知りたい粒子線治療

装丁・本文デザイン　澤田 かおり（トシキ・ファーブル）
本文イラスト　西脇 けい子　のだ よしこ

第1章

粒子線治療とは

粒子線でがんを治療する

粒子線とは

粒子線とは放射線の一種です。放射線には電離放射線と非電離放射線とがあります。非電離放射線は、テレビやラジオなどの電波、可視光線、赤外線などであり、生体（人の体など）の分子を電離させるようなエネルギーは持っていませんが、電離放射線は、人の体に大きな影響を与えるエネルギーを持っています。

電離放射線は、大きく電磁波と粒子線に分けられます。電磁波（電波のような目に見えない光）の代表にはエックス線（X線）やガンマ線（γ線）があります。粒子線は電荷（プラス、マイナス）の有無や重さなどでさらに分類されます。粒子線（速く飛ぶ小さな粒）には、アルファ線（α線）、ベータ線（β線）、電子線、陽子線、重粒子線、中性子線などがあります。

放射線とは

- 電離放射線
  - 粒子線
    - 荷電粒子線（直接電離放射線）
      - **アルファ線**（原子核から飛び出るヘリウムの原子核）
      - **ベータ線**（原子核から飛び出る電子）
      - 陽子線、重陽子線、三重陽子線、重イオン線※
      - 荷電中間子線
      - 核分裂片等
    - 非荷電粒子線（間接電離放射線）
      - 非荷電中間子線
      - 中性微子（ニュートリノ）
      - 中性子線等（原子炉、加速器等から作られる）
  - 電磁波（間接電離放射腺）
    - **エックス線**（原子核の外で発生）
    - **ガンマ線**（原子核から放出）
- 非電離放射線 ― 電波、マイクロ波、赤外線、可視光線、紫外線等

- 電離性を有する高いエネルギーを持った電磁波や粒子線のことです。
- 強い電離（イオン化：原子の軌道電子をはじき飛ばすことによって、原子を陽イオンと電子に分離する作用）や励起、蛍光作用を持ちます。

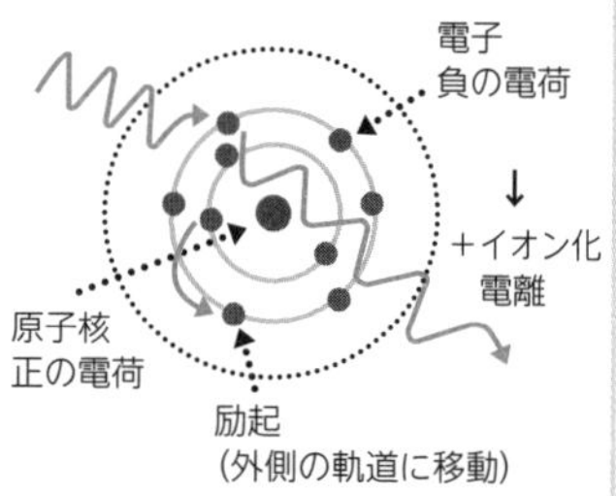

※ヘリウムイオンより重い粒子を加速したものを重イオン線と呼びます。重イオン線のことを重粒子線と呼んでいます。

粒子線治療は放射線治療？

粒子線は放射線の一種ですので、粒子線治療は放射線治療の一種です。放射線治療にはさまざまな種類の放射線が使われます。がん治療に最もよく使われるものは高エネルギーエックス線です。その他にもガンマ線、電子線、粒子線などを使います。

粒子線治療とは、陽子線、重粒子線、中性子線などの粒子線を使った治療のことです。

日本では年間25万人程度の患者さんが放射線治療を受けていますが、2021年に粒子線治療を受けた患者さんは約8000人でした。

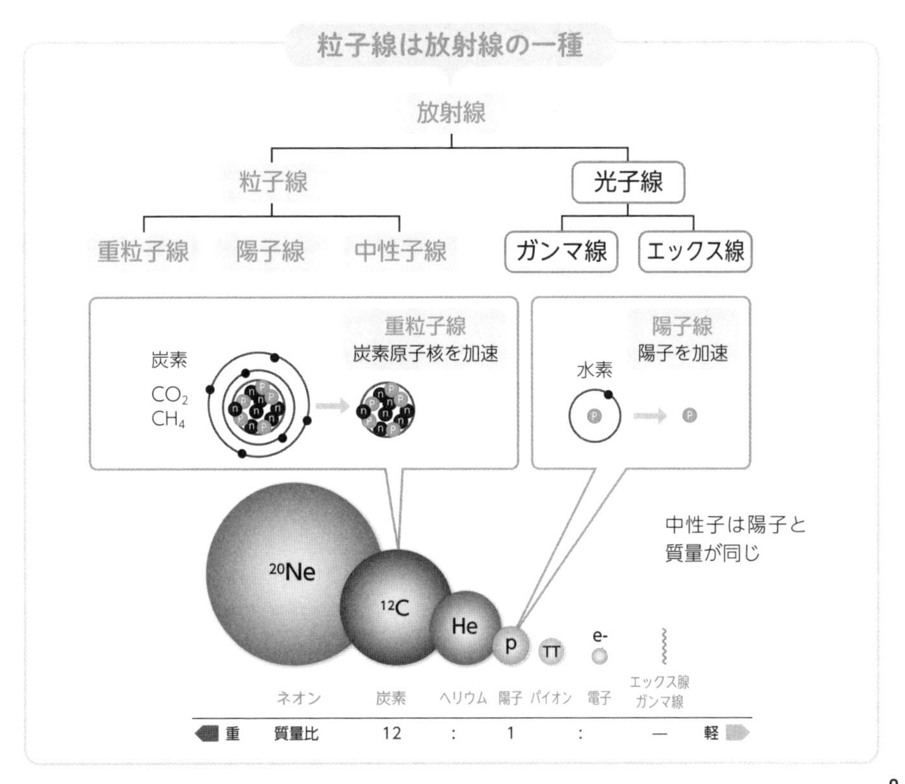

粒子線治療とは？

がんを治すことを目的とした治療

放射線治療は手術、薬物療法（主に抗がん剤治療）と並ぶ、がんの３大治療のひとつです。放射線治療の対象は、全身の多くの種類のがんで、完全に治すことを目的とした根治治療から、症状を和らげるための緩和治療まで幅広い役割を担っています。

粒子線治療は、がんを完全に治すことを目的とした治療で、限局している場合には一般に治りにくいがんにも威力を発揮する場合があります。現状では他の部位に転移のあるがんに対する治療や症状緩和のための治療には使われていません。

がんに線量を集中しやすい

粒子線治療では、陽子や重粒子（炭素の原子核）を特別な装置により加速して照射します。これらの粒子は、エネルギーを調節することで、体の中の一定の深さで止めることができます。このため粒子線治療は、まわりの正常組織への線量を低く抑えながら、標的となるがんに高い線量を集中しやすく、がんを強く攻撃することができるという特徴を持ちます。

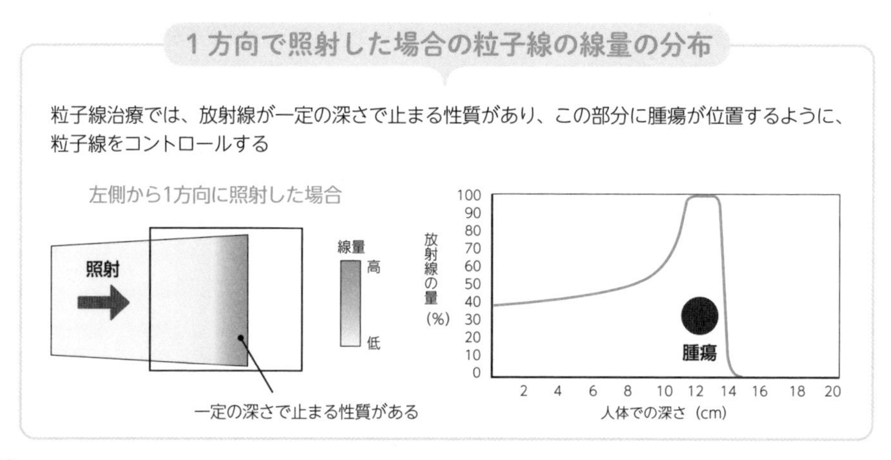

放射線治療の種類

●外部照射

放射線発生装置を用いて体外から照射

エックス線治療
- 通常照射
- 高精度照射
  - IMRT（強度変調放射線治療）
  - 定位照射：ピンポイント照射（ガンマ線を使うこともあります）
  - IGRT（画像誘導放射線治療）

粒子線治療
- 陽子線治療
- 重粒子線治療
- ホウ素中性子捕捉療法(BNCT)

●小線源治療

- 腔内照射
- 組織内照射

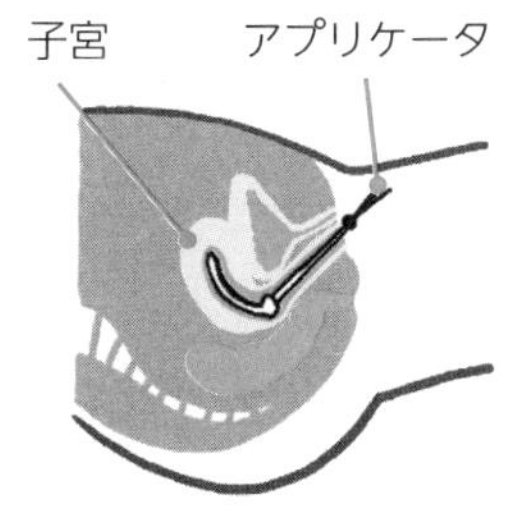

腔内照射
病巣の体腔に放射線源を留置して照射する。

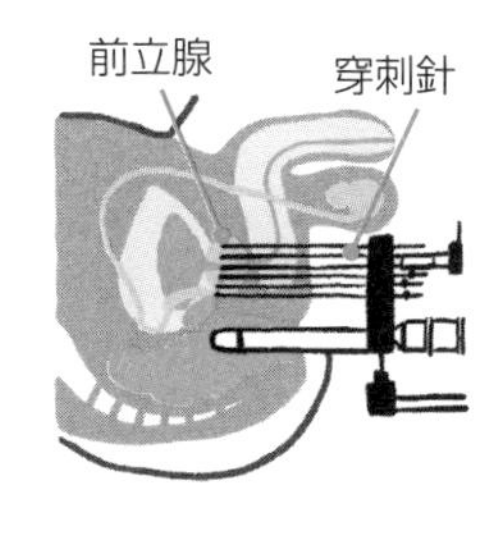

組織内照射
放射線源を病巣に刺入して照射する。

●内用療法

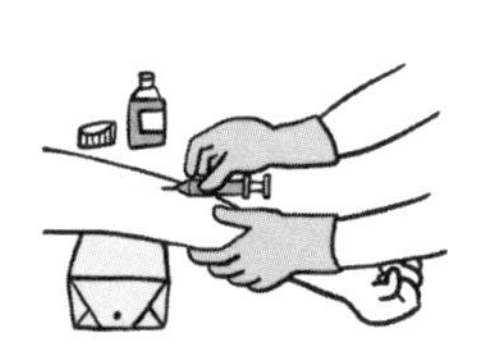

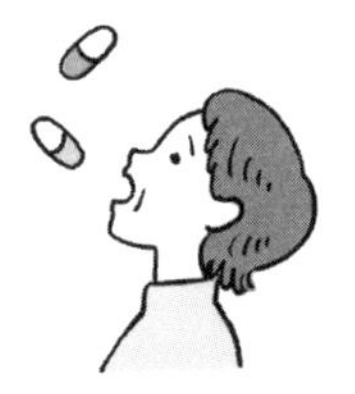

放射性医薬品を静脈注射または内服で投与

細胞・組織への粒子線の影響

放射線はその種類によって、細胞や組織への影響が異なります。放射線の種類によりその影響がどれくらいかを表す値を生物学的効果比(RBE：Relative Biological Effectiveness)と呼びます。放射線治療ではグレイ（Gy：Gray）という単位を使いますが、粒子線治療では生物学的効果比を加味した、グレイ(アールビーイー)（Gy (RBE)）という単位を使います。

同じ線量を照射したときのX線の影響を1、つまりRBEを1とすると、陽子線は1.1、重粒子線は約3倍の影響があるとされています。

実際の治療の際には、腫瘍への効果が最大となり、正常組織への影響が十分に小さくなるように、そのバランスを考えて治療範囲、線量と投与期間を設定します。このような最適な治療計画の立案は、放射線治療を専門とする放射線腫瘍医の重要な仕事の一つです。

一般に酸素濃度が低いと放射線の治療効果が下がることが知られていますが、重粒子線は酸素の影響を受けづらく、腫瘍の環境が悪い場合でも良好な治療効果が得られる可能性があります。

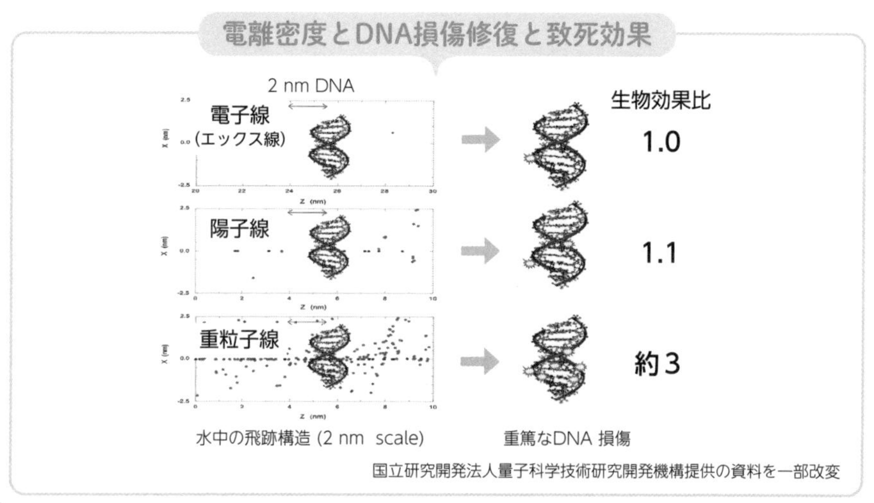

治療は特別な施設で

このように粒子線治療には優れた面がある一方で、高度な科学技術を要し対応可能な国や人材が限られること、施設の建設、維持コストがかかることがあります。そのため、粒子線治療を受けることのできるのは一部の放射線治療施設のみです。

最近まで施設数がごく限られてきましたが、日本国内では施設の設置が推進され、現在国内では陽子線治療19施設、重粒子線治療7施設、ホウ素中性子捕捉療法2施設が稼働中です。

2023年現在の世界の陽子線治療施設は約109ヵ所、重粒子線治療施設は14ヵ所ですので、日本は粒子線治療を最も身近に受けることのできる国のひとつです。

世界の陽子線・重粒子線治療施設

地域	国	陽子線	重粒子線	陽子線＋重粒子線
北・中央ヨーロッパ	イギリス	6		
	ベルギー	1		
	フランス	3		
	ドイツ	5		2
	イタリア	2		1
	スペイン	2		
	スウェーデン	1		
	スイス	1		
	デンマーク	1		
	オランダ	3		
	オーストリア			1
東ヨーロッパ	チェコ	1		
	ポーランド	1		
	ロシア	5		
アジア	日本	18	6	1
	中国	3	1	1
	韓国	2		
	台湾	3	1	
	タイ	1		
	インド	1		
北アメリカ	アメリカ	43		
	21ヵ国	101	8	6

一般の放射線治療施設は全国で約850ヵ所

一方
粒子線治療
施設は…

陽子線治療施設は全国に19ヵ所
重粒子線治療施設は全国7ヵ所
ホウ素中性子捕捉療法施設は2ヵ所

一般の放射線治療施設と比べて数は少ないが、日本は諸外国と比較して粒子線治療にアクセスしやすい

ほかの治療法との違い

手術とはなにが違う？

放射線治療は、手術と同様にがんのある部分を集中的に治療します。粒子線治療では通常のエックス線の治療と同様に、治療時に麻酔などの必要はなく、治療中の痛みもありません。体への負担が少ないので、ご高齢の方や合併症（心臓、肝臓、腎臓の病気など）があって手術を受けられない方でも治療が可能です。また放射線治療では、がんを治すだけでなく、正常な臓器の形や機能を残すことができるという大きな特徴があります。大きながんで骨や組織ががんに置き換わってなくなっていた場合でも、放射線治療でがんが治れば、なくなっていた骨や組織が時間をかけて再生し、元の形や機能を取り戻すということがあります。

抗がん剤の代わりになる？

手術や放射線治療はがんがあるところだけを目掛けた「局所療法」です。一方で、抗がん剤や分子標的薬、免疫チェックポイント阻害剤などの薬物療法は、病巣が全身に広がった場合でも治療効果を発揮する「全身療法」です。抗がん剤の副作用を避けたいと粒子線治療を希望される方がいますが、局所療法と全身療法では役割が違いますので粒子線治療は抗がん剤の代わりにはなりません。

治療法を選ぶ時のポイントは

病気が体の一部分に留まっている場合は、まずは機能や形態の保持を考えながら手術主体か放射線治療主体かの選択を行います。放射線治療を選択した場合、外部照射（体の外から放射線を照射する）に加えて、小線源治療（体内に線源を挿入して放射線を照射する)、内用療法などの選択肢があります。

粒子線治療をお勧めするのは、

- 成長への影響や将来の発がんを最小限にしたい場合（小児や若年世代の腫瘍）
- 放射線が効きづらい腫瘍の場合（骨・軟部腫瘍、悪性黒色腫、大腸がんの術後再発、子宮頸部腺がんなど）
- 大きな腫瘍の場合（大型の肝細胞がんなど）
- 合併症がある患者さんで心臓や肺への副作用を減らしたい場合（食道がん、肺がんなど）です。

進行例では抗がん剤や分子標的薬などの薬物療法の併用をお勧めすることが多くなります。

病気が広がっている場合には抗がん剤や分子標的薬、免疫チェックポイント阻害剤などの全身療法が適しています。

治療効果と副作用だけでなく、治療の内容、治療期間や費用など、いろいろな点について担当医から十分に説明を受けたうえで治療法を選んでください。決めきれない場合はセカンドオピニオンを受けるのもよいかもしれません。

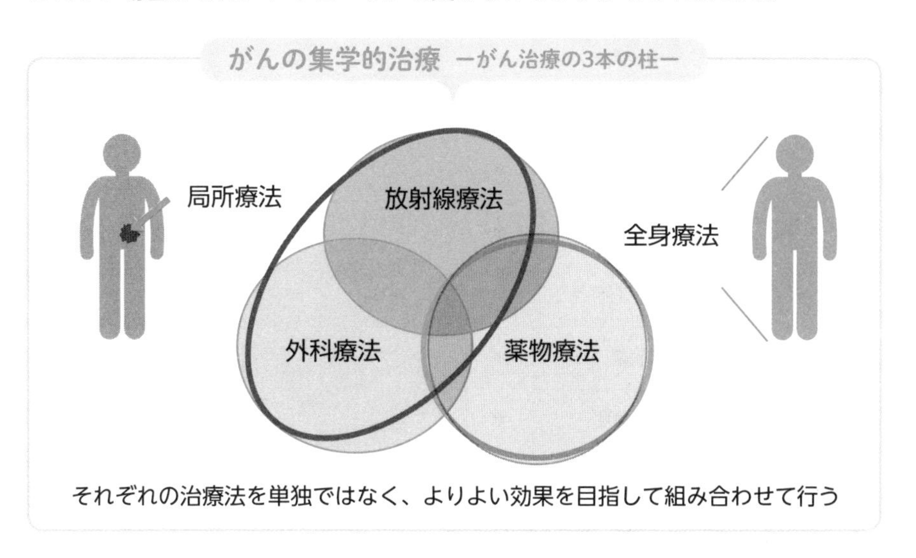

粒子線治療の費用

粒子線治療は健康保険の適用になっている？

粒子線治療は、年々健康保険の適用範囲が広がってきており、患者さんの負担は少なくて済むようになってきています。

陽子線治療と重粒子線治療は、実績を積むことにより、がんの治療法として安全性と一定の効果が期待できるとされ、2016年４月から一部の疾患で健康保険が適用になりました。その後も適用が拡大し、2023年現在、健康保険の適用になっているのは以下の疾患です。

健康保険の対象となる疾患（2023年4月現在）

疾患			陽子線	重粒子線	ホウ素中性子捕捉療法
小児腫瘍（限局性の固形悪性腫瘍）			○		
頭頸部悪性腫瘍	口腔・咽喉頭の扁平上皮がんを除く		○	○	
頭頸部悪性腫瘍	切除不能な局所進行または局所再発				○
肝細胞がん（4cm 以上）		＊	○	○	
肝内胆管がん		＊	○	○	
局所進行性膵がん		＊	○	○	
限局性及び局所進行性前立腺がん			○	○	
限局性の骨軟部腫瘍		＊	○	○	
大腸がんの局所再発病変		＊	○	○	
局所進行性子宮頸部腺がん		＊		○	

＊手術による根治治療不能・限局（特定の部位に留まっている）性のもの

健康保険の対象となるためには、その病気に対してその治療法が最良で効果のある治療法であると認められなくてはなりません。日本放射線腫瘍学会ではがんの疾患別に統一した治療方針をまとめ、健康保険の適用拡大のために尽力しています。

粒子線治療の費用はどれくらい？

放射線治療の費用は、使う放射線の種類や照射方法、回数で決まります。毎回の照射にかかる費用の他に、放射線治療の線量分布を決めるための検査、線量計算にかかる作業や検証のための検査、固定具の作成など準備のための費用も含まれます。

粒子線の場合は精密で大掛かりな設備や装置を建設して維持する費用や、多職種の高度専門スタッフが必要なため、エックス線よりはやや高額の費用がかかります。しかしエックス線治療とは違い、方法や回数にかかわらず一連（1回）で算定されます。

患者さんが自己負担する額は、健康保険適用となる場合と、先進医療として治療を受ける場合とで異なります。健康保険が適用される場合は高額療養費制度という自己負担額を軽減するための制度も使うことができます。

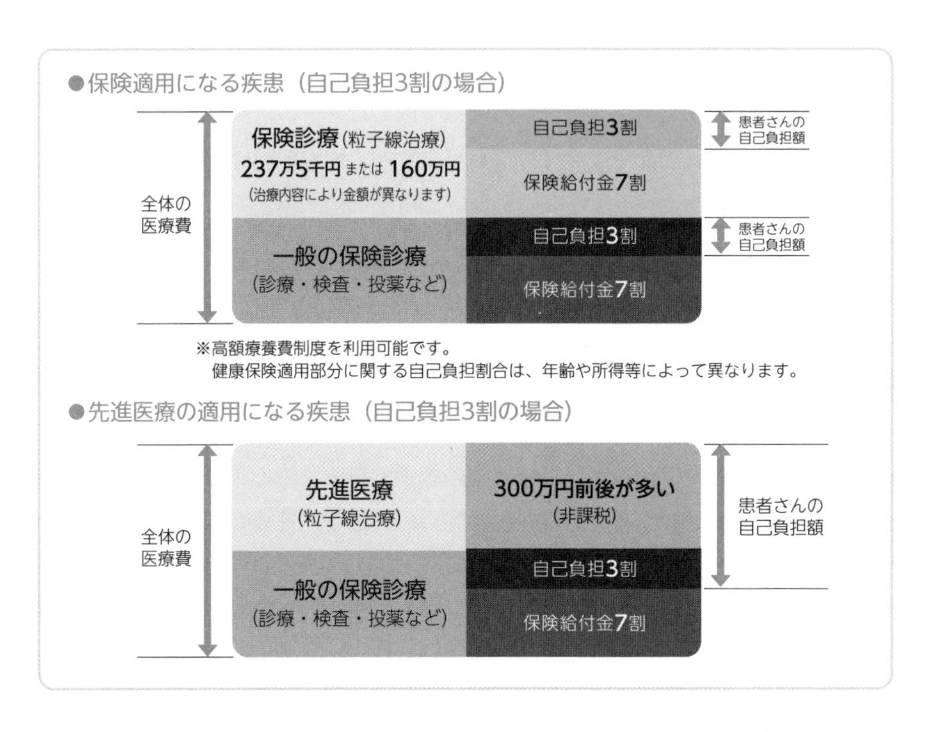

医療費負担を軽くするには？

高額療養費制度

健康保険が利用できる場合の自己負担額は、月々の支払いが自己負担限度額（年齢や収入で異なる）までで済みます。医療機関や薬局の窓口で支払った自己負担額が、暦月（月の初めから終わりまで）で限度額を超えた場合に、その超えた金額を支給する制度があり、高額療養費制度と呼ばれます。この制度では世帯内の負担額を合算できます。手続きの詳細については加入している健康保険組合などの医療保険者にご確認ください。

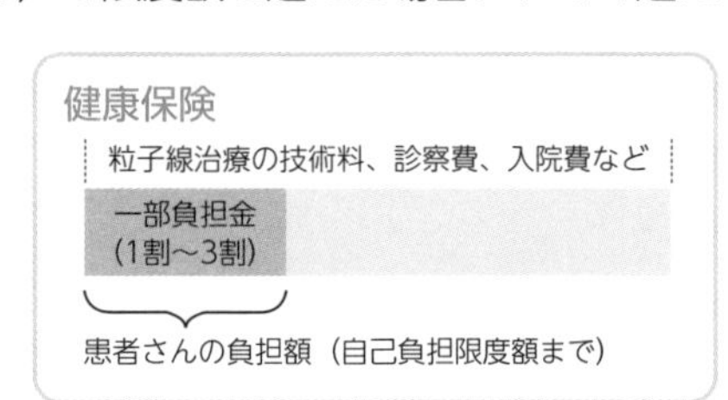

先進医療

健康保険の対象外の病気でも先進医療として部分的な給付のもとに治療を受けられるものがあります。

先進医療とはおもに大学病院や研究施設などによって研究・開発され、臨床試験を行うことで確立してきた先進的な治療法のうち、標準的な治療法として公的医療保険（健康保険など）を適用するかどうか検討中の医療です。陽子線治療と重粒子線治療は、後述の臨床試験で実績を積むことにより、がんの治療法として、安全性と一定の効果が期待できるとされ、まず先進医療に認可され、その後一部の疾患で健康保険の適用になりました。

通常、健康保険適用外の治療を選択すると、「自由診療」として医療費は全額自己負担することになります。検査や入院、薬剤費もすべて保険外となります。健康保険ではひとつの病気の治療に対し、保険診療と自由診療を混ぜて行う「混合診療」を認めていないからです。しかし、先進医療として認められた治療を、一定の条件に適合した医療施設で受けると、粒子線治療自体にかかる費用は全額自己負担となりますが、治療に伴って必要となる診察、検査、入院、薬代などについては、通常の保険診療と同様に健康保険を使うことができます。粒子線治療費全体で300万円前後が多いようです。詳細は各施設にお問い合わせください。

現在先進医療の対象となっている疾患は次ページの通りです。

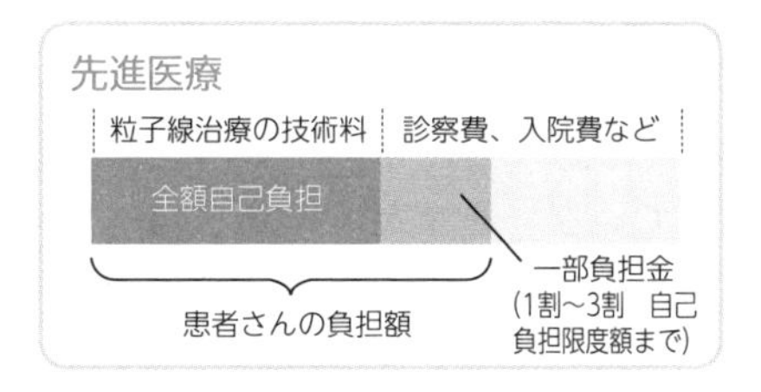

陽子線治療で先進医療の対象となっている疾患
脳脊髄腫瘍、頭頸部扁平上皮がん、肺がん、縦隔腫瘍、局所進行食道がん、肝細胞がん（保険適用外のもの）、胆道がん、膀胱がん、腎がん、転移性肺腫瘍、転移性肝腫瘍、転移性リンパ節
重粒子線治療で先進医療の対象となっている疾患
肺がん、局所進行食道がん、肝細胞がん（保険適用外のもの）、局所進行子宮頸がん（6cm以上の扁平上皮がん）、婦人科領域悪性黒色腫、腎がん、転移性肺腫瘍、転移性肝腫瘍、転移性リンパ節

先進医療　AとBとは

先進医療A

先進医療技術とともに用いる医薬品や医療機器等が、薬機法※上の承認等が得られているか、未承認の検査薬等を使用する場合でも人体への影響が極めて小さい医療技術で、より多くの科学的証拠が得られれば保険診療として認められる可能性が高いもの。

先進医療B

Aに比べるとさらなる科学的根拠を要し、薬機法上の承認等が得られていない医薬品や医療機器を用いた医療技術、もしくは承認済みの検査薬等を使用する場合でも実施には実施環境、技術の効果等について、観察、評価が必要とされるもの。

※薬機法：医薬品、医療機器等の品質、有効性及び安全性の確保等に関する法律

臨床試験

臨床試験とは、実際の患者さんに新しい治療を行い、その安全性や有効性について科学的に検証する目的で行われるものです。行われる治療内容には、薬や手術、放射線などさまざまなものがあり、これらを組み合わせる場合もあります。臨床試験のうち、厚生労働省から新しい医療としての承認を得ることを目的としたものを治験といいます。治験とは別に、医師・研究者が、すでに厚生労働省から承認された薬、治療法、診断法から、最良の治療法や診断法を確立することを目的に行う医師・研究者主導の臨床試験もあります。

粒子線治療では以下の疾患などで臨床試験が行われています。

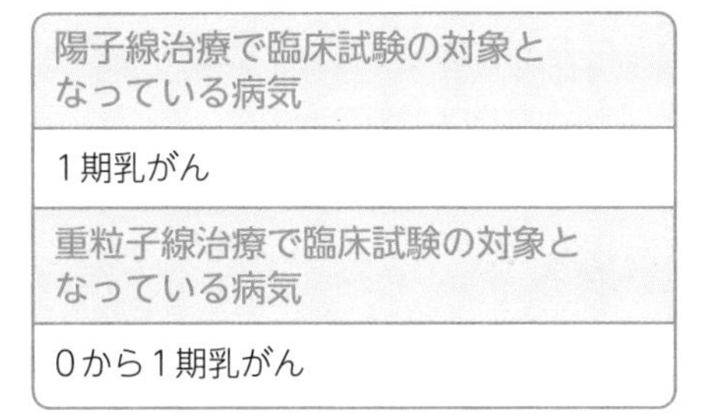

陽子線治療で臨床試験の対象となっている病気
1期乳がん
重粒子線治療で臨床試験の対象となっている病気
0から1期乳がん

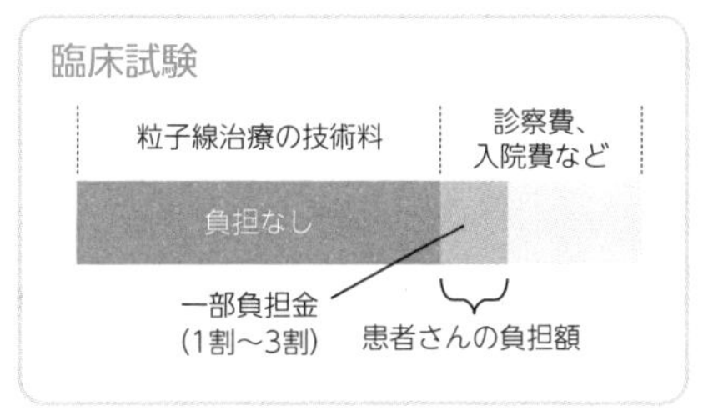

自由診療

健康保険でも先進医療でも臨床試験でもない疾患で、粒子線治療を希望した場合には、全額自己負担の自由診療で行うことができる場合があります。

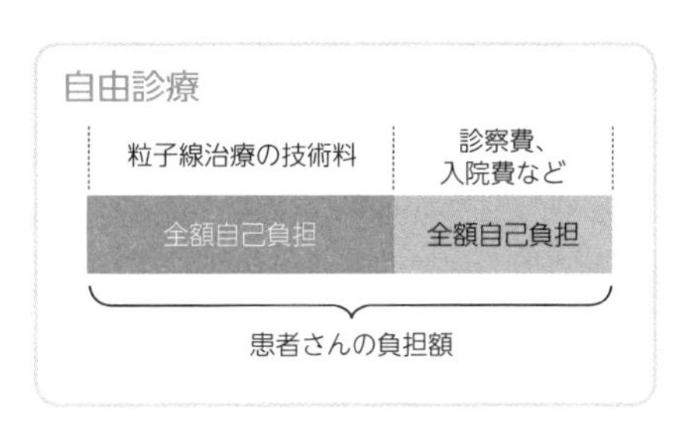

粒子線治療の特徴

粒子線治療の日数は？

放射線治療は1日1回、週4～5回（平日のみ）行うのが一般的です。治療全体では1回で終わるものから30回以上行うものまであります。たとえば週5回の治療でしたら30回行うには6週間かかることになります。

病状に合わせて最適な治療法が設定されますが、近年の放射線治療では、患者さんの社会生活を考慮し、粒子線治療を含め比較的短期で治療できる方法が開発されてきています。

治療の回数は放射線治療専門医が診察を行い、病気の種類や病状、治療の目的などから最も効果的な治療方法を検討し決まります。早期がんなら少ない回数で済んで、進行がんには多い回数が必要ということではありません。また、回数が少ないから効果が少ない、多いから治るということではありません。

放射線治療でどうしてがんが治る？

からだの細胞の核のなかには染色体があり、そのなかに遺伝情報を持ち、「からだの設計図」といわれるDNAがあります。治療で使用する放射線はこのDNAを傷つけ、細胞分裂する力を奪います。がん細胞のような、活発に分裂している細胞、形態と機能が未分化な細胞、将来行う分裂の多い細胞は傷がつきやすい傾向があります。細胞には傷つけられても修復する力があり、DNAを傷つけられても細胞分裂のスピードを落とすなどして修復しようとします。正常細胞はこの力が強いので放射線でがん細胞が死滅しても正常の細胞は生き残ることができます。エックス線は、細胞のDNAを直接傷つけるだけでなく、細胞内の酸素に働きかけ「活性酸素」を発生させ、この「活性酸素」もDNAを傷つけます。一方、陽子線や重粒子線は、エックス線のような光としての性質より、物質

(粒子）としての性質を備えていて、体の中でまっすぐ進み、標的部位で大きなエネルギーを出して止まるという特徴を持っています。重粒子線の場合、細胞のDNAへの傷も、その多くがDNAを直接傷つけることが原因です。

DNAに傷がつくとすぐに細胞が死ぬわけではなく、何回か分裂をくり返すうちに、傷が大きくなって生きていけなくなり死んでしまうことがほとんどです。したがって、がん細胞が死ぬまでにある程度の期間が必要で、放射線治療が終了した日ではなく、さらに1ヵ月くらい経過してから検査をすると、効果が最もはっきりとすることが多いのはこのためです。

ベルゴニー・トリボンドー（Bergonie-Tribondeau）の法則

哺乳動物の細胞の放射線感受性は、その種類と状態で異なるが、
一般則として、

- 細胞分裂の頻度の高いもの
- 将来行う細胞分裂の数が多いもの
- 形態および機能において未分化なもの

ほど感受性が高い。

だから
がん細胞は放射線の影響を
受けやすいのです

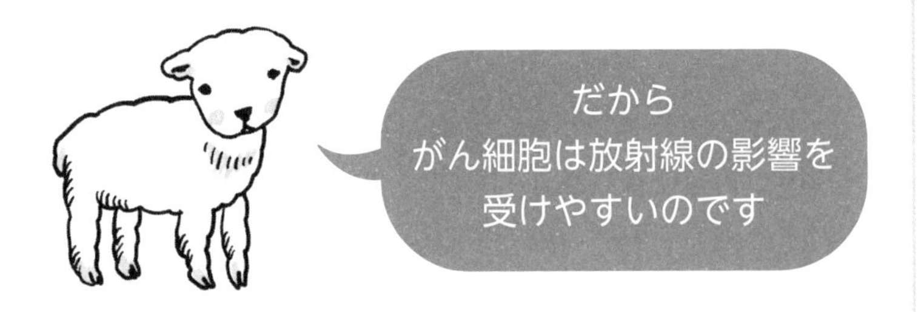

粒子線治療で治せないがんもある？

粒子線治療は対象にピンポイントに行う「局所療法」ですので、他の臓器に広がっているがんは治せません。

また、すべての治療が万能でないように粒子線治療もこの治療を行ったからといって必ずがんが治るとはいえません。

治療に適さない疾患もあります。たとえば、消化管などの放射線の傷を受けやすい組織ががんに接しているような場合には、粒子線治療で腸に穴が開くなどの重い副作用が出ることがあるため治療できないことがあります。

正常な部分に影響は？

正常な細胞でもがんの細胞と同じように、分裂する速さが速い正常な細胞（たとえば、皮膚、血球、消化管の粘膜、生殖細胞など）は放射線によるDNAへの傷を受けやすくなります。ですから放射線を当てる範囲に、皮膚、血球を作り出す骨髄、消化管や生殖器が入る場合には、他の正常組織よりも副作用が出やすいと考えられるので、線量を落とすなど照射方法を工夫します。

正常組織の副作用を抑えるために、「分割照射」といって少ない放射線を何度にも分けて照射する方法がとられています。これによって、正常組織への影響を最小限に抑え、かつ、がんを効果的に攻撃することができます。

体の組織へ少量の放射線を照射してしばらく時間をおくと、細胞のDNAの放射線による傷が少しずつ回復してきます。

正常な細胞は、がん細胞に比べてかなり速いスピードでDNAの傷を修復することができます。一方がん細胞は回復に時間がかかります。その差を利用して、正常な細胞は少し回復するものの、がん細胞がほとんど回復できない程度の時間をおきつつ少量の放射線をくり返し照射するのが分割照射です。こうした照射と照射の間にも、正常組織は少しずつ回復してきます。

最終的に見ると、がん細胞がこうむるダメージに比べ、正常組織が受けるダメージは少なくて済むというわけです。このようにしてがん細胞を攻撃し治療を行います。

正常組織への副作用を抑えるために

分割照射：少ない線量を何度にも分けて照射し、がん細胞より回復の速い正常な細胞の性質を利用する。

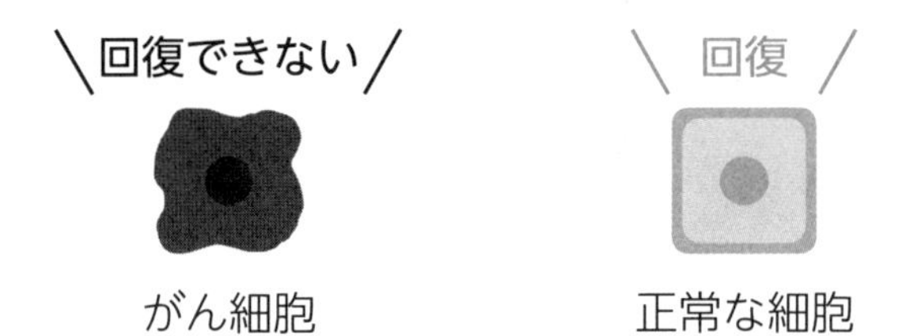

前回の照射によるダメージから回復できていないがん細胞は
次の照射でより大きなダメージをこうむる

粒子線治療に使う放射線

粒子線治療に使う放射線の種類は

陽子線、重粒子線、中性子線を使います。

粒子線はがんを攻撃する力が強く、陽子線や重粒子線は体の中のある深さの狭い範囲に高い線量を与える「ブラッグ・ピーク」の特長をもちます。

線量集中性が良い

●粒子線による治療

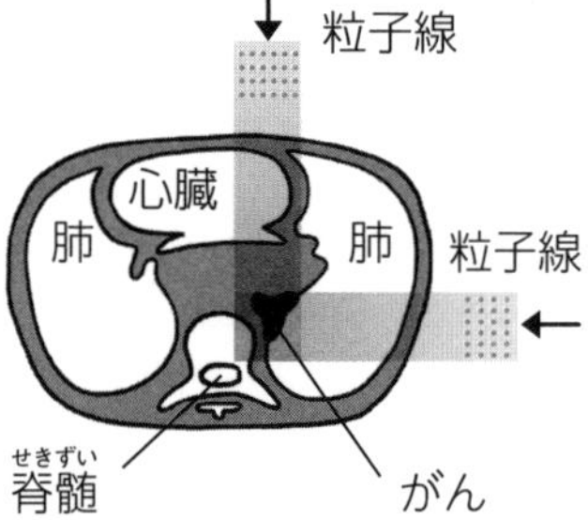

粒子線
心臓
肺
肺
粒子線
脊髄（せきずい）
がん

最大線量をがん病巣に集中させても、病巣周囲の正常臓器や組織への影響が比較的少ない

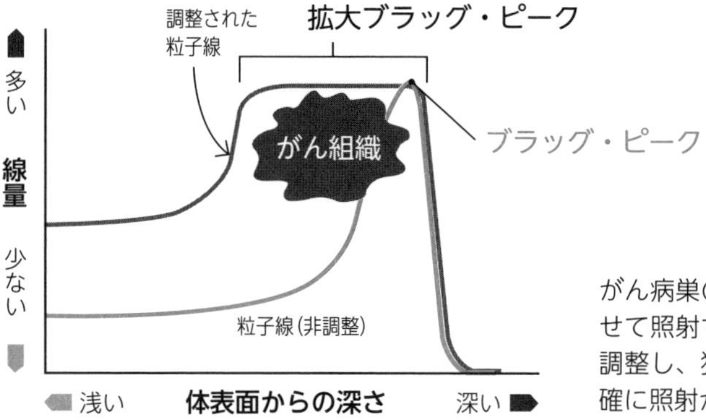

調整された粒子線
拡大ブラッグ・ピーク
多い
線量
少ない
がん組織
ブラッグ・ピーク
粒子線（非調整）
浅い
体表面からの深さ
深い

がん病巣の大きさに合わせて照射する深さや幅を調整し、狙った部分に正確に照射ができる

陽子線治療

粒子線治療に使われる放射線のうち陽子線は、専用の装置で水素ガスから取り出した陽子を、真空中で加速させ、がん細胞を破壊するパワーを付与して作ります。大掛かりな施設が必要ですが、陽子の質量は比較的軽いので、重粒子線ほど大きな加速器でなくても加速可能です。陽子線治療装置は数十億円くらいで、世界では約100ヵ所、日本では2023年4月の時点で19ヵ所の治療施設があります。

また、陽子線治療ではがん病巣に線量を集中しやすく、正常組織への影響を抑制できるため、日本では始めに小児がんに保険適用が認められました。また、陽子線の生物への影響はエックス線に近いので、化学療法との併用療法でも利用されています。2016年から一部のがんで健康保険の適用になり、有用性が認められるにつれて適用疾患が拡大しています。

重粒子線治療

重粒子線治療では陽子より12倍重い炭素イオン（炭素の原子核）を用います。ヘリウムイオンより重い粒子を加速したものを重粒子線と呼びます。酸素イオン等多くのイオンが含まれますが、現在治療で用いているのは炭素イオン線のみなので、重粒子線と炭素イオン線はほぼ同じ意味として扱われています。

陽子線と同じくブラッグ・ピークの特長をもち、がん病巣を狙い撃ちすることができるとともに、生物学的効果にして約3倍の大きなパワーでダメージを与えることができるのが重粒子線です。そのため日本では放射線抵抗性と考えられている骨軟部肉腫に保険適用が最初に認められました。2016年から一部のがんで健康保険の適用になり、有用性が認められるにつれて適用疾患が拡大しています。

ホウ素中性子補捉療法

ホウ素中性子補捉療法（BNCT：Boron Neutron Capture Therapy）とは、中性子とホウ素の核反応を利用した治療です。がん細胞に集まる性質をもったホウ素化合物を静脈注射で投与しておいて、中性子線を照射することで、がん病巣に限局的な核反応を起こし、大きな線量をがん細胞に集中させることができます。

がん細胞に選択的によく取り込まれるホウ素化合物と中性子線照射装置の開発が研究として進められている治療法です。

2022年時点では切除不能な局所進行または再発頭頸部がんが保険適用となっています。

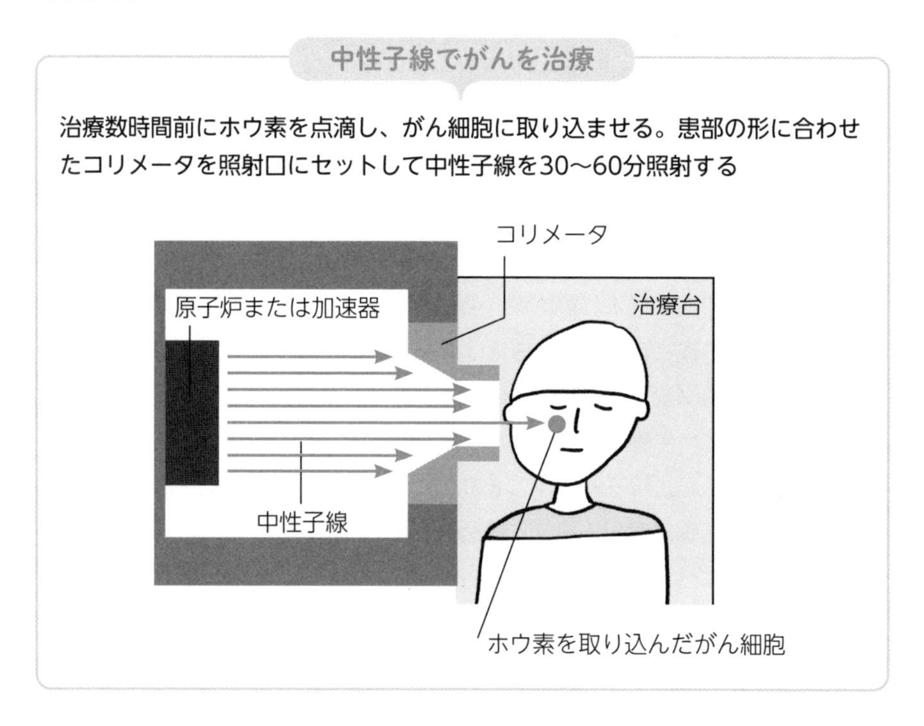

粒子線治療に使う装置

粒子線治療で使う装置は？

粒子線治療には、粒子（陽子や重粒子）を発生させる装置と、治療に必要なエネルギーを得るために、粒子を加速する装置が必要です。

粒子をエックス線の数十倍のエネルギーを得るまで加速するには、サイクロトロンやシンクロトロンと呼ばれる、粒子を回転させながら加速する巨大な装置が必要となります。そこで光速の70～80%にまで加速された粒子を、病巣に正確に照射するのにも特別な装置が必要です。

高精度な照射技術

より正確で効果的な照射を行うために、拡大ビーム法や3次元スキャニング法などの技術も研究、開発されています。

拡大ビーム照射法

ビーム
リッジフィルター
コリメータ
ボーラス
"正常組織への付与線量"
腫瘍

加速器からのビームを、病変をカバーする範囲に広げてコリメータにより腫瘍の形に合わせ、深さ方向は、リッジフィルターやボーラスを用いて深さを調整する方法

3次元スキャニング照射法

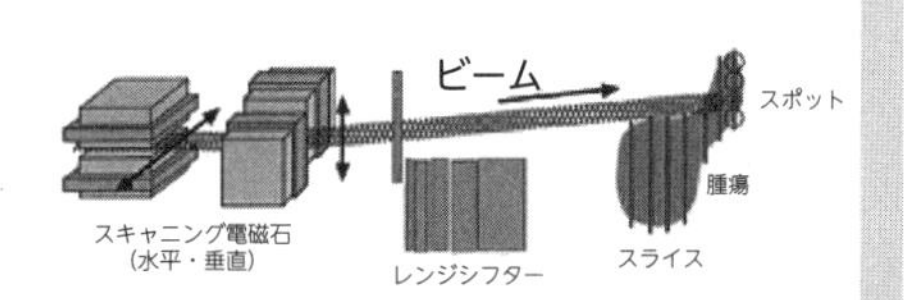

加速器からのペンシルビーム（細いビーム）をそのまま使い、病変の形に合わせて超高速で病変部を塗りつぶすように照射する方法

国立研究開発法人量子科学技術研究開発機構提供の資料を一部改変

陽子線治療装置

陽子は炭素イオンと比較して質量が12分の1なので、比較的小型の加速器で照射ができますが、エックス線治療の加速器と比較すれば数倍の大きさになります。装置全体でテニスコートくらいの広さが必要であることが多いです。

散乱体法（ビームを拡大）やスポットスキャニング法（細いビームで病巣を塗りつぶすように照射する方法）を使って病巣に限った照射をします。

エックス線治療と同様に360度のどの方向からも照射できるガントリーを持つ装置が一般的です。

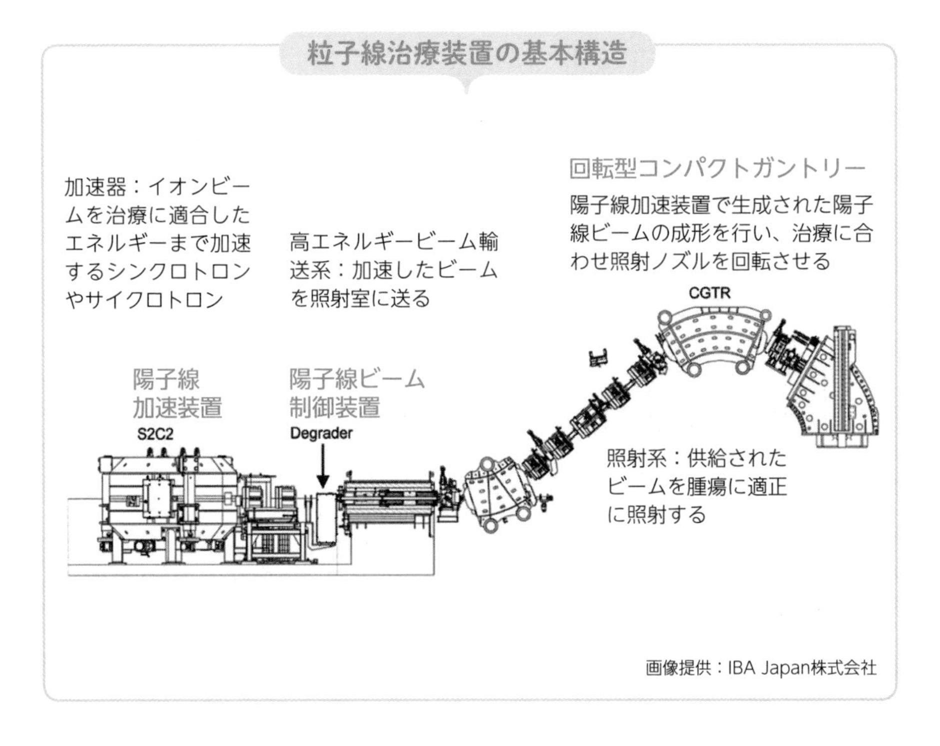

画像提供：IBA Japan株式会社

重粒子線治療装置

炭素イオンは質量が陽子の12倍なので、非常に大きな加速器が必要です。1980年代に世界で初めてQST 病院が装置を作った時は120メートル×65メートルとサッカーコートほどの大きさがありました。今ではその3分の1くらいの大きさになっていますが、まだかなり大きく建設費も高額になります。

現在では、超伝導技術を用いた小型シンクロトロンの開発が進み、6分の1の大きさの加速器の建設が開始されました。また、同じく超伝導技術を用いて360度のどの方向からも最適な角度を選択し照射できる回転ガントリーが開発されていますが、これを装備する施設はまだ一部に限られています。

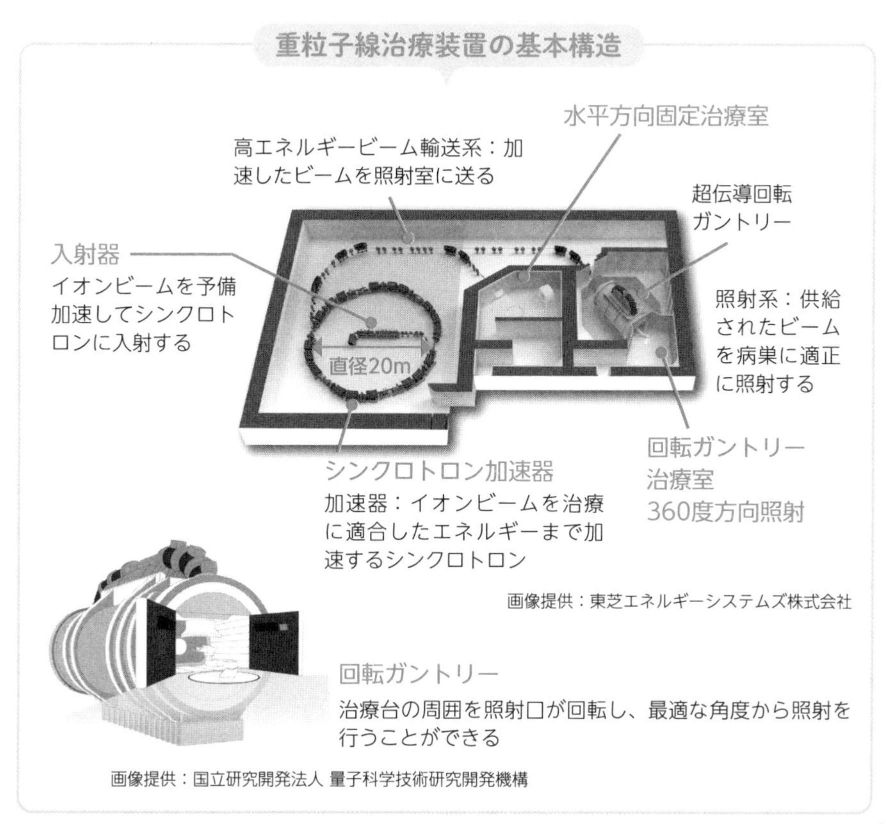

ホウ素中性子補捉療法の装置

ホウ素中性子捕捉療法は、がん細胞に、あらかじめホウ素化合物を取り込ませておいて、中性子線を照射することで、ホウ素化合物を取り込んでいるがん細胞内部でホウ素と中性子の核反応で生じるアルファ線とリチウム（Li）粒子ががん細胞を殺傷する仕組みを利用する方法です。今までは中性子線を発生させるために原子炉が必要で病院での利用は限られていましたが、最近では加速器を使って治療をする方法が研究されています。

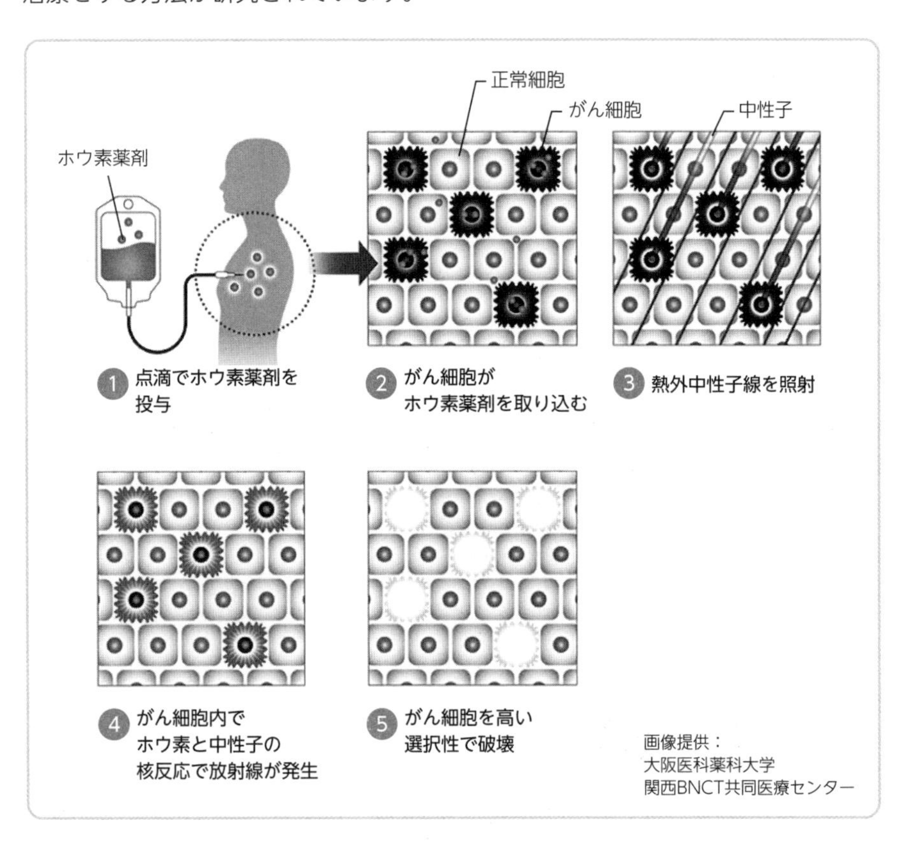

画像提供：
大阪医科薬科大学
関西BNCT共同医療センター

カラー図解

粒子線治療

放射線治療は、がんの3大治療の一つです。粒子線治療は放射線治療の一種です。
このカラーページでは、世界での粒子線治療施設の状況、日本での施設分布、陽子線治療、重粒子線治療、ホウ素中性子捕捉療法の装置、代表的な治療例についてお示しします。

世界の粒子線治療施設数

地域	国	陽子線	重粒子線	陽子線+重粒子線
北・中央ヨーロッパ	イギリス	6		
	ベルギー	1		
	フランス	3		
	ドイツ	5		2
	イタリア	2		1
	スペイン	2		
	スウェーデン	1		
	スイス	1		
	デンマーク	1		
	オランダ	3		
	オーストリア			1
東ヨーロッパ	チェコ	1		
	ポーランド	1		
	ロシア	5		
アジア	日本	18	6	1
	中国	3	1	1
	韓国	2		
	台湾	3	1	
	タイ	1		
	インド	1		
北アメリカ	アメリカ	43		
	21ヵ国	101	8	6

重粒子線（炭素イオン線）治療は、日本発祥の治療であり、世界の施設の半数以上が日本にあります。

日本での治療実績

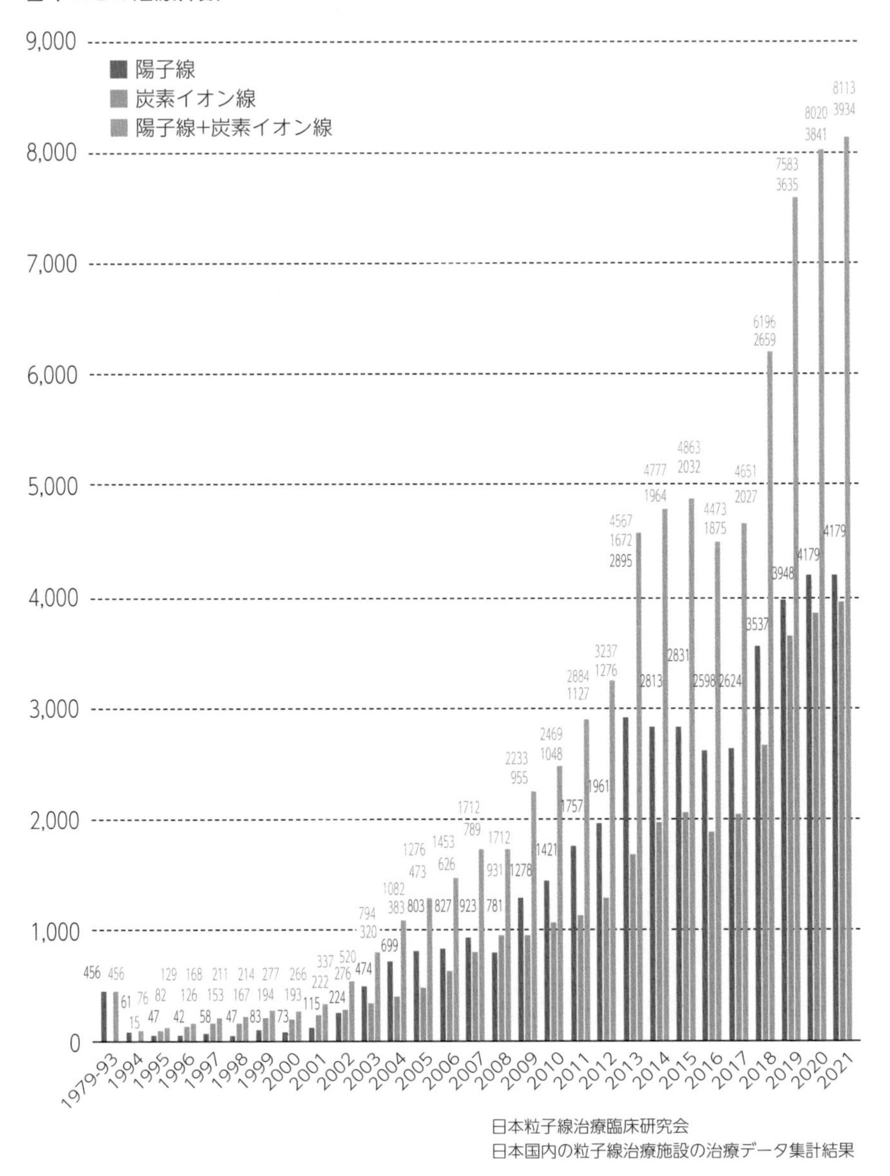

各年ごとの治療件数は、治療の適応範囲の拡大にともなって着実に増加している。
また、各施設ごとの治療件数も増加している。

日本地図での日本の施設分布

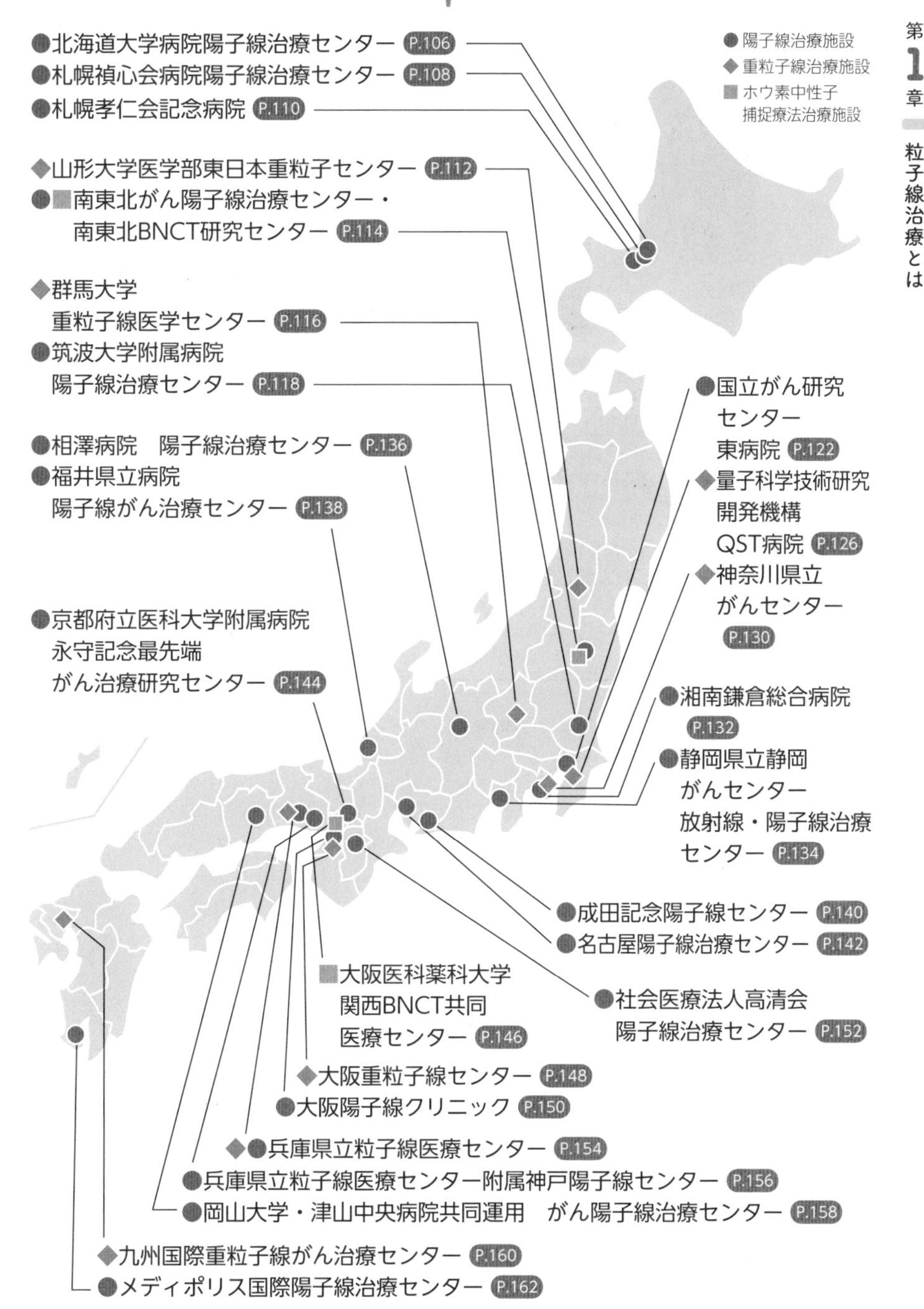

陽子線治療の装置の例

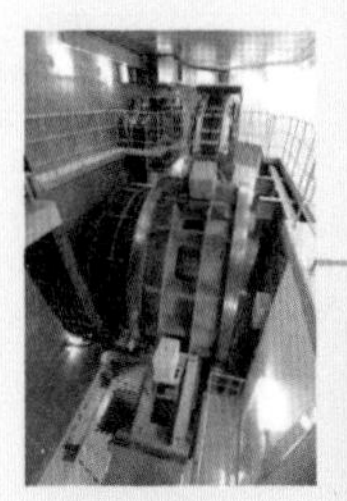

回転ガントリー
（小型短軸タイプ）

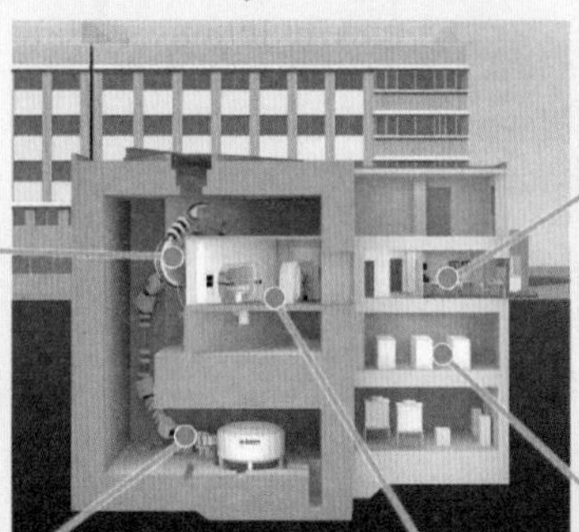

陽子線治療システム
（1ガントリー・上下
配置式）

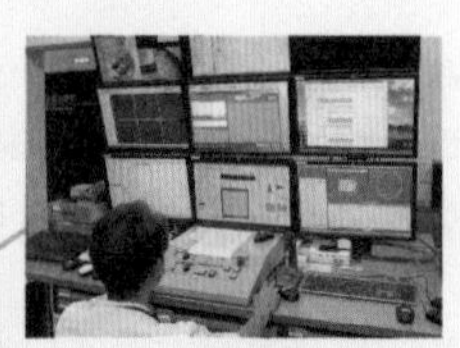

操作室

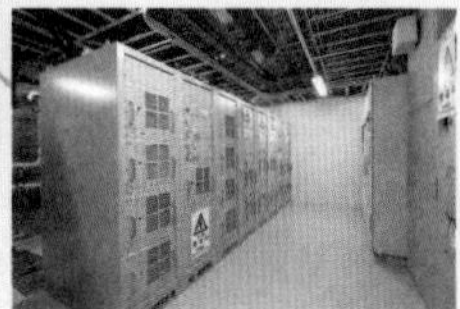

電源システム

230MeV サイクロトロン～エネルギー選択
装置（ESS）～ビーム輸送装置（BTS）

ガントリー治療室

画像提供：住友重機械工業株式会社
製品名：陽子線治療システム

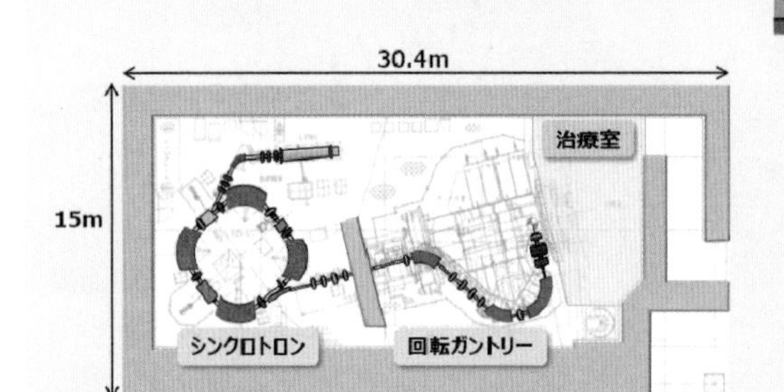

画像提供：
株式会社日立製作所

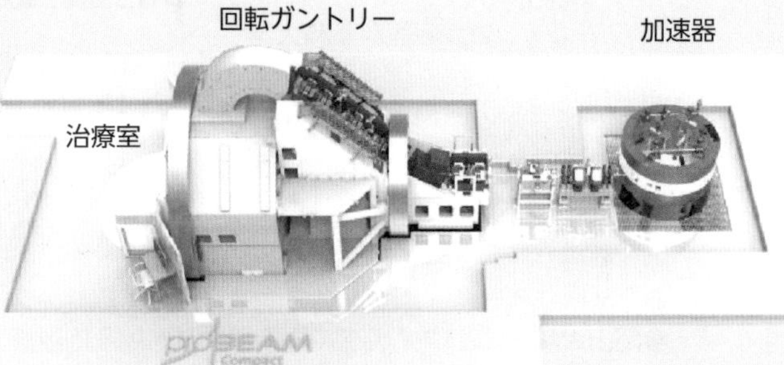

画像提供：バリアン メディカルシステムズ

重粒子線治療の装置の例

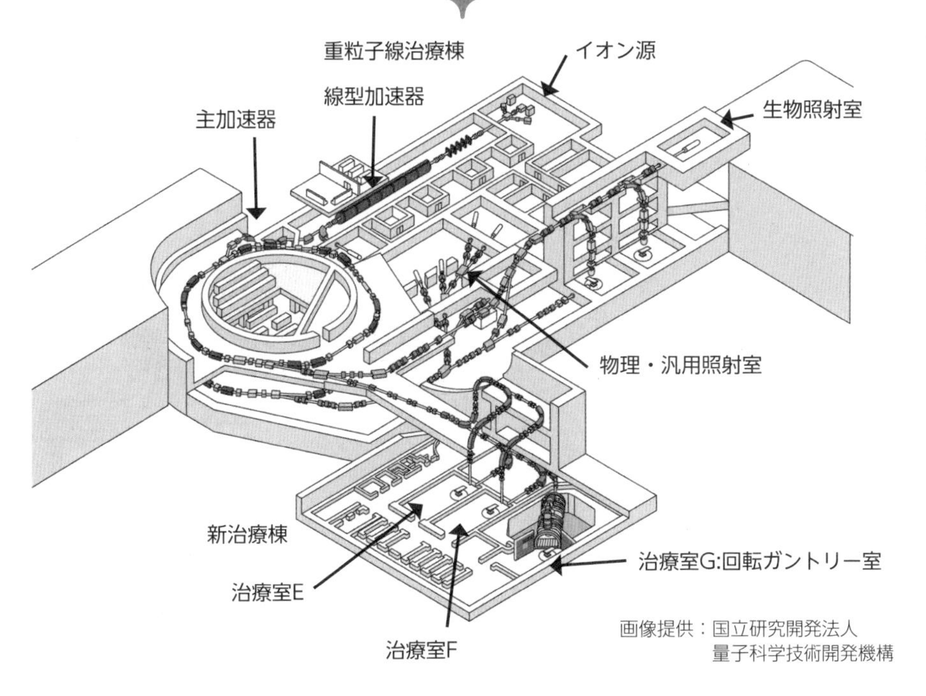

画像提供：国立研究開発法人
量子科学技術開発機構

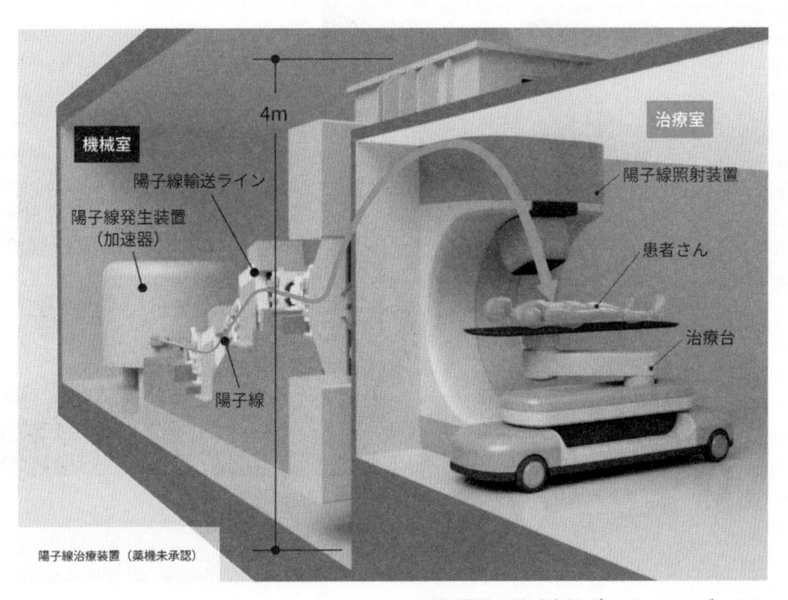

画像提供：株式会社ビードットメディカル

ホウ素中性子捕捉療法（BNCT）のしくみ

① ホウ素薬剤（^{10}B）を点滴投与

ホウ素薬剤は、がん細胞に取り込まれ中性子線に反応する性質がある

② 中性子線を照射

病巣内部に限局的な核反応を起こす

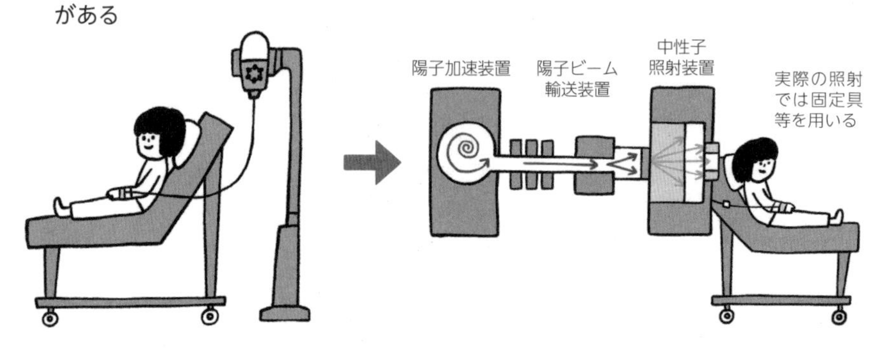

ホウ素中性子捕捉療法（BNCT）の装置の例

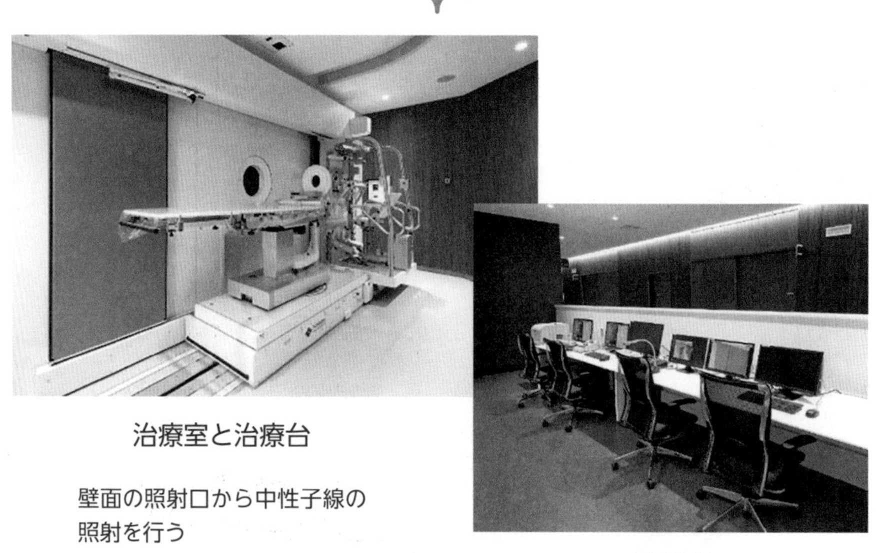

治療室と治療台

壁面の照射口から中性子線の照射を行う

操作室

画像提供：大阪医科薬科大学関西BNCT共同医療センター

巨大肝細胞がんに対する陽子線治療の例

治療前

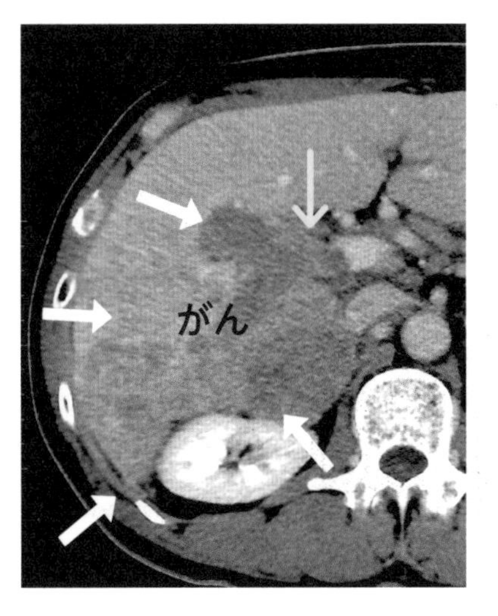

陽子線の線量分布図

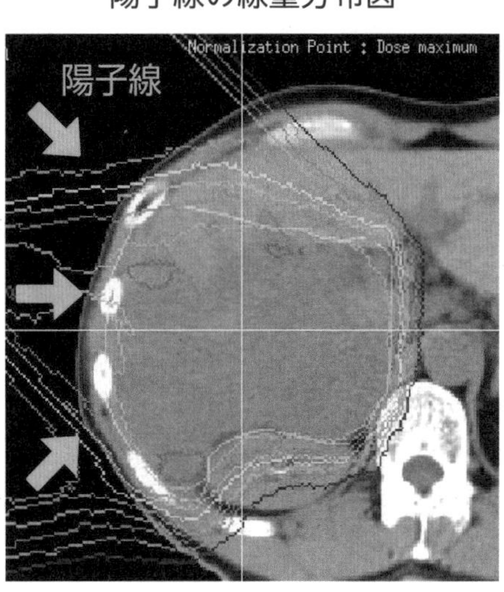

1年後

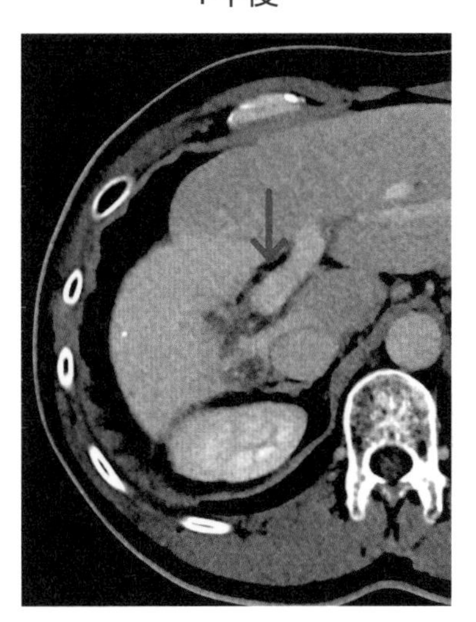

肝右葉に発生した巨大肝細胞がん（白矢印）で門脈（血管）へ進展し圧迫しています（黄矢印）。
3本の陽子線ビームをがんに集中して照射し、正常の肝臓や腎臓への照射を最小限にするように治療計画をたてます。治療から1年後にはがんが消えて門脈が開通しているのがわかります（赤矢印）。

画像提供：筑波大学

仙骨脊索腫に対する重粒子線治療の例

重粒子線治療前　　重粒子線治療の線量分布図　　治療7年後

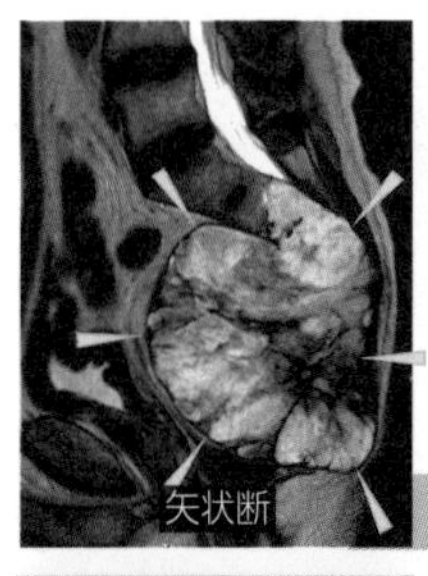

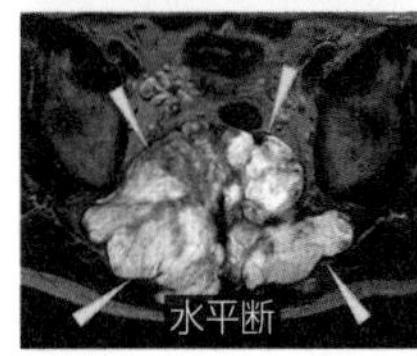

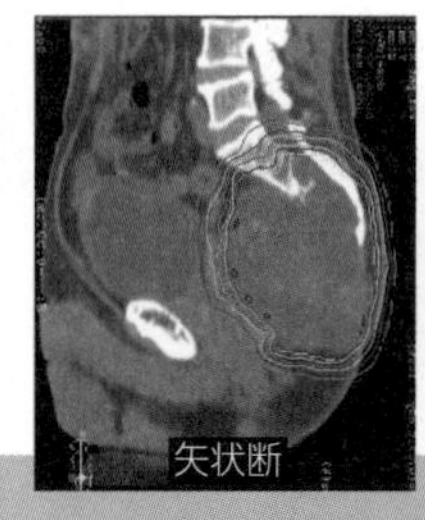

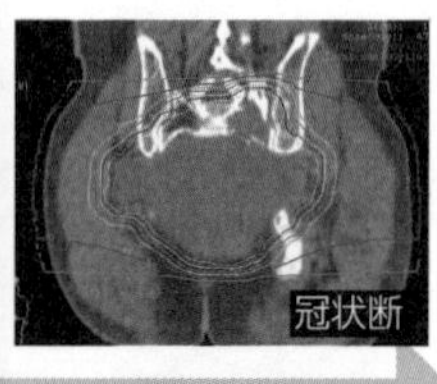

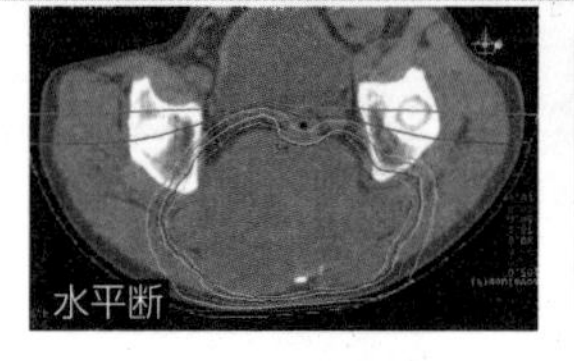

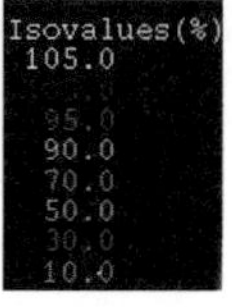

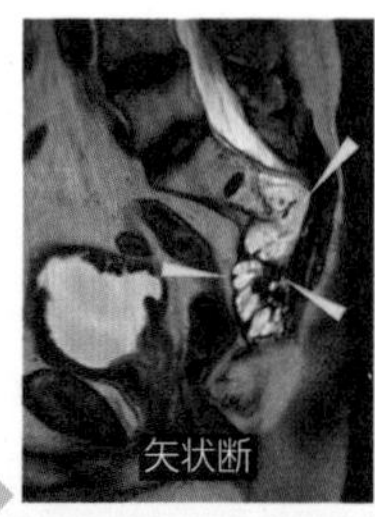

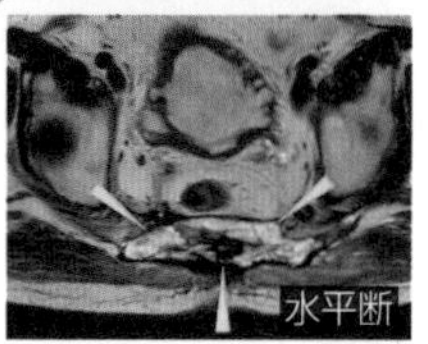

画像提供：国立研究開発法人 量子科学技術研究開発機構

手術やエックス線治療では治療困難な病状ですが、重粒子線治療を行って7年で腫瘍（黄色の矢印の内側）は著明に縮小しています。

水平断：上下の軸が前後方向（腹背方向）、左右の軸が左右方向
冠状断：上下の軸が上下方向（頭尾方向）、左右の軸が左右方向
矢状（しじょう）断：上下の軸が上下方向（頭尾方向）、左右の軸が前後方向（腹背方向）

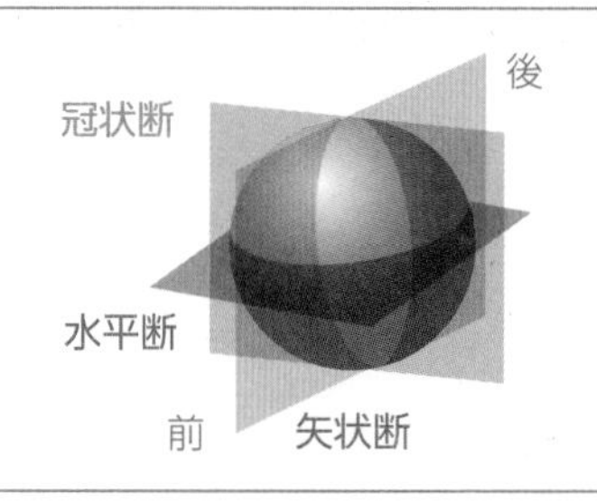

第2章

病気の種類別にみる粒子線治療

粒子線治療の対象となる病気

ここでは疾患別に行われる粒子線治療についてご説明します。

頭部の病気

脳腫瘍
眼窩腫瘍（がんかしゅよう）
頭頸部がん

胸部の病気

食道がん
肺・縦隔腫瘍（じゅうかくしゅよう）
乳がん

腹部の病気

肝がん
胆道がん（肝外）
膵がん
腎細胞がん

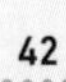

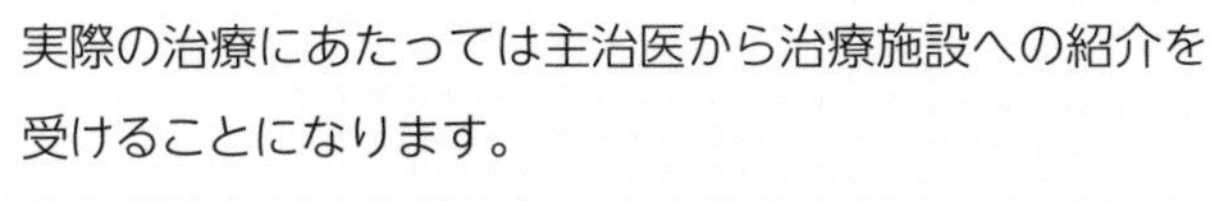

実際の治療にあたっては主治医から治療施設への紹介を受けることになります。
また保険などを使用しない自由診療を希望する場合は、各治療施設の相談窓口で相談してください。
治療施設については第3章をご覧ください。

骨盤部の病気

婦人科がん
前立腺がん
大腸がん術後再発
膀胱がん

その他の部位・全身の病気

皮膚がん
骨軟部腫瘍
転移性腫瘍（リンパ節転移）
小児がん

頭部の病気

（脳腫瘍、眼窩腫瘍、頭頸部）

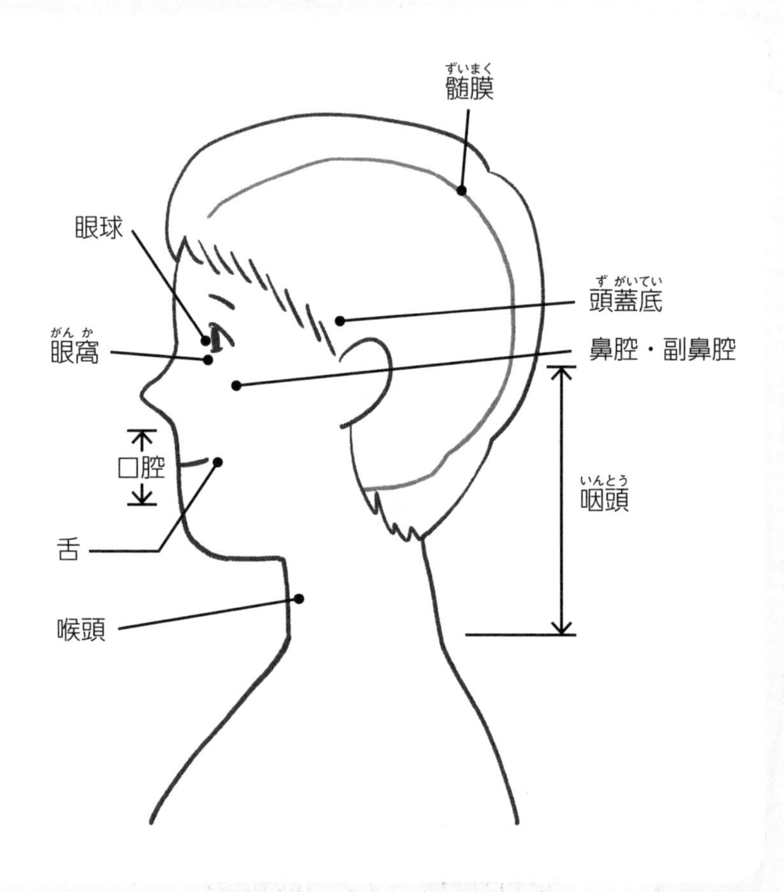

頭部に含まれるのは、脳腫瘍（悪性神経膠腫、髄膜腫など）、目の腫瘍、頭頸部腫瘍（鼻、耳、口、のどなどの腫瘍）です。頭頸部腫瘍でもっとも一般的な組織型である扁平上皮がん（口腔がん、咽頭がん、喉頭がんなどにとくに多い）は、エックス線治療が有効なので、陽子線、重粒子線の保険適用にはなっていません。再発頭頸部腫瘍ではホウ素中性子捕捉療法の保険適用となることがあります。

脳腫瘍

◇悪性神経膠腫

脳は神経細胞と細胞同士を繋ぐ神経線維、そして、それらを支える神経膠細胞で構成されています。神経膠細胞から発生した腫瘍を神経膠腫と呼び、起源となった細胞の種類に応じて星細胞腫や乏突起膠腫などに分類されます。

腫瘍の悪性度は4段階(グレード1～4)に分けられ、悪性度の高い神経膠腫(グレード3以上)を悪性神経膠腫と呼びます。悪性神経膠腫は脳の中に染みこむようにして広がる性質があり、手術で完全に取り除くことが難しいため、標準治療では手術の後に放射線治療を行います。腫瘍によっては抗がん剤治療を併用します。

放射線治療は、腫瘍があった場所とその周囲に放射線を照射する治療で、用いる放射線はエックス線が一般的です。粒子線治療の方がエックス線治療よりも優れているという明確な結論は今のところ得られていませんが、これまでの報告では治療成績はエックス線治療と同等で、副作用が少なくなることが期待されます。

治療区分

陽子線治療：先進医療

治療を行っている施設

日本国内の粒子線治療実施施設

適応となる病状

広範囲に播種をしていない星細胞腫(グレード3～4)・乏突起膠腫(グレード3)および最も悪性度が高い膠芽腫が適応になる。

治療期間など

治療期間は約6週間。標準では1日1回、週5日、合計30回。1日2回(6時間以上間隔を空ける)、週5日、合計56回という照射法もある（主に筑波大学附属病院で実施）。

◇髄膜腫

脳の表面や頭蓋骨の内側は髄膜（ずいまく）という膜で覆われており、髄膜から発生する腫瘍が髄膜腫です。腫瘍の悪性度は3段階(グレード1〜3)に分けられ、グレード1は良性、グレード2〜3は悪性と見なされます。良性の髄膜腫の進行は遅いため、無症状であればすぐに治療を行う必要はありませんが、症状を伴ったり増大傾向を認める場合は治療が必要になります。標準治療は手術による摘出で、完全に切除できた場合は追加治療が不要ですが、なんらかの理由で不完全な切除に終わった場合は追加治療として放射線治療を行う場合があります。悪性の髄膜腫は増大が早く、手術で完全に切除した後でも早期に再発する場合があることから、手術後に放射線治療の追加が考慮されます。

放射線治療は、腫瘍があった場所とその周囲に放射線を照射する治療で、用いる放射線はエックス線が一般的です。粒子線治療の方がエックス線治療よりも優れているという明確な結論は今のところ得られていませんが、これまでの報告では治療成績はエックス線治療と同等で、副作用が少なくなることが期待されます。なお髄膜腫に対して標準治療として化学療法を行うことはありません。

治療区分

陽子線治療：先進医療

治療を行っている施設

日本国内の粒子線治療実施施設

適応となる病状

手術で完全に切除することが難しいグレード1〜3の髄膜腫や、完全に切除できてもグレード2〜3の髄膜腫の場合に適応となる。

治療期間など

治療期間は約6週間。良性(グレード1)では1日1回、週5日で、合計30回。悪性(グレード2〜3)では1日1回、週5日で、合計28回。

◇悪性脳腫瘍（BNCT特定臨床研究）

再発悪性神経膠腫に対して、局所療法としてエックス線による高精度治療や粒子線治療、また、全身療法としてアバスチンという薬物療法が実施される場合があります。しかし、これらの治療による効果は限られており不十分なため、新たな治療としてBNCT（ホウ素中性子捕捉療法）が期待されています。臨床試験によってBNCTの治療成績が良好な傾向であることは示されましたが、残念ながら現時点で保険診療として承認されていません。

治療区分

特定臨床研究（自費診療）

治療を行っている施設

大阪医科薬科大学 関西BNCT共同医療センター

適応となる病状

標準治療を受けた後に再発を認め、手術が困難と判断された方。

主な参加基準：①組織学的に悪性神経膠腫と診断されている。②標準治療後の再発に対してアバスチンによる治療が実施されたが、MRI検査で再増悪が認められた。③年齢が20歳以上79歳以下。④3ヵ月以上の生存が期待され、BNCT後3ヵ月まで来院が可能である。

治療期間など

BNCTの治療は1日だが、治療前後を含めて1週間程度の入院が必要。また、BNCT実施1ヵ月後、および3ヵ月後に、画像検査などで通院が必要。

眼窩腫瘍

眼窩腫瘍としては、眼球の中に発生する脈絡膜（みゃくらくまく）（ぶどう膜）悪性黒色腫と涙腺に発生する涙腺腫瘍が粒子線治療の適応となっております。涙腺腫瘍に関しては、頭頸部がん（非扁平上皮がん）に含まれるためそちらを参照ください。

脈絡膜悪性黒色腫は脈絡膜の色素細胞から発生します。紫外線の影響が考えられ、日本人の発生頻度は100万人当たり0.25人と、白人の7人に比べて著しく低く、国内では年間50例程度とされる希少ながんです。外科的な眼球摘出術が第一選択ですが、日本では眼球温存を目的に小線源治療並びに重粒子線治療が行われます（欧米では陽子線治療が行われていますが、日本では重粒子線治療のみで治療を行っています）。特殊な治療器具を必要とする関係で日本ではQST病院のみでの治療となります。

視力の温存は病変の位置や大きさによって決まります。今までの経験では50%弱の症例で視力が温存されています。また、眼球を温存できる割合は90%以上になります。

治療区分

保険診療

治療を行っている施設

重粒子線治療：QST病院のみ

適応となる病状

眼球内に限局していることが条件。眼球内に限局していても、制御不良な緑内障や腫瘍が巨大な場合は適応とならないことがある。

治療期間など

重粒子線治療の前に、提携している眼科で眼球外側に治療の目印となるチタン製のマーカーを外科的に縫着する。その後1日1回4日間　合計4回の治療を行う。

頭頸部がん

◇頭頸部がん

頭頸部がんとは口腔、喉頭、咽頭、唾液腺、鼻副鼻腔、聴器など鎖骨より上で脳と眼を除いた様々な臓器から発生するがんの総称です。頭頸部領域には生きるために欠かせない経口摂取、呼吸、発声、視力、聴力などたくさんの機能があるため、頭頸部がんの治療では病気を治すだけでなく、これら機能や顔の容姿を保ち治療後の生活の質を落とさないことが重要で、そのため放射線療法が有効と考えられています。頭頸部がんの大半を占める口腔・咽頭・喉頭から発生する扁平上皮がんではエックス線による放射線療法と化学療法を併用する化学放射線治療の効果が高く、手術とならんで標準治療として行われています。

一方で、まれな病気になりますが、それら以外の頭頸部がんである唾液腺がん（唾液を産生する耳下腺、顎下腺、舌下腺、口腔・鼻腔の小唾液腺から発生するがん）や粘膜悪性黒色腫（口腔や鼻副鼻腔の粘膜から発生する黒色のがん）などは化学放射線治療の効きがよくありません。

粒子線治療（陽子線治療・重粒子線治療）では放射線の分布を集中させることができるため、正常組織の影響を避けて高線量を安全に病気の部位に投与することができ、これらの病気に対しても高い治療効果が得られることが報告されています。

また、鼻腔や副鼻腔から発生するがんは、目や脳に近接することがあります。粒子線治療ではこれら正常組織をうまく避けて治療することができるので、鼻腔や副鼻腔から発生したがんについてはがんの種類に関わらず粒子線治療が適応になっています。

口腔・咽頭・喉頭から発生した扁平上皮がんに対しては前述のようにエックス線による化学放射線治療が行われていますが、放射線療法に関して強度変調放射線治療という照射方法が導入されています。強度変調放射線治療は複数方向から強さを調整した放射線を複雑に組み合わせて照射することで、正常組織を避けながら病気に放射線を照射する技術です。この照射方法により、頭頸部がんに対する放射線療法の副作用は軽減されています。これと似た照射方法を粒子線治療に用いることで、さらに副作用を減らす試みが行われています。この試みは現在陽子線治療で行われていて、口腔・咽頭・喉頭から発生した扁平上皮がんに対して強度変調陽子線治療と化学療法を行う治療が先進医療B（前向きの臨床研究）として一部の陽子線治療施設で行われています。またこの病気に対して通常の陽子線治療が先進医療Aとして適応になっていますが、治療を行っている施設は限られていて、標準治療であるエックス線による化学放射線治療と比較して副作用、治療効果での優位性は現在のところ明らかではありません。

治療区分

保険診療：頭頸部がん（口腔・咽頭・喉頭の扁平上皮がんを除く）（陽子線治療・重粒子線治療とも）

先進医療A：口腔・咽頭・喉頭の扁平上皮がん（陽子線治療）

先進医療B：中・下咽頭・喉頭の扁平上皮がん（強度変調陽子線治療）

治療を行っている施設

陽子線治療：（保険診療）すべての陽子線治療施設

重粒子線治療：（保険診療）すべての重粒子線治療施設

（先進医療B：強度変調陽子線治療に関する試験）国立がん研究センター東病院/北海道大学病院/名古屋西部医療センター

適応となる病状

保険診療：口腔・咽頭・喉頭の扁平上皮がんを除く頭頸部がんが対象です。これまでの診療実績では、唾液腺から発生したがん、口腔・鼻副鼻腔粘膜から発生した悪性黒色腫、鼻副鼻腔から発生したがん（種類を問わず）などが多くなっています。これら病気の発生部位や頸部リンパ節転移に対して、病気を根治させる目的で粒子線治療を行った場合、粒子線治療は保険診療の適用になります。手術後の残存病変や手術後の局所再発も治療適応になります。ただし原則、遠隔転移がないことが治療適応に必要な条件です。粒子線治療を行いたい部位にそれ以前に放射線療法を受けたことがある場合も、疾患が口腔・咽頭・喉頭の扁平上皮がん以外の頭頸部がんであり、遠隔転移がない状況であれば、保険診療の適用になる可能性があります。ただし粒子線治療は線量を病変に集中させることができますが、治療範囲が重なり重篤な副作用が予想される場合は治療が難しい場合もありますので実施施設にお問い合わせください。エックス線を用いた放射線療法は疼痛、出血などの症状を緩和する目的でもよく用いられますが、粒子線治療は根治を目指す場合に用いられ、症状緩和目的では行われません。症状緩和に必要な放射線量は根治を目指す放射線量より少ない量で済むため、エックス線による放射線療法で十分安全に行えるためです。

先進医療：遠隔転移のない口腔・咽頭・喉頭の扁平上皮がんを対象に陽子線治療が行われています。強度変調陽子線治療による治療は現在先進医療B(臨床研究)として行われているため、研究計画書で定められた適格性を満たす必要があります。治療が受けられるかどうかは実施施設にお問い合わせください。

治療期間など

陽子線治療：頭頸部非扁平上皮がんで　1日1回週5回　合計26回～33回　約6～7週間の治療

粘膜悪性黒色腫で1日1回週3回　合計15回　約5週間の治療

重粒子線治療：すべての治療対象で1日1回週4回　合計16回　約4週間の治療

(詳しくは下記のホームページを参照)

JASTRO 日本放射線腫瘍学会 （164ページ ⇨ 医療関係者向け）

◇切除不能・再発頭頸部がんに対するBNCT

再発頭頸部がんへの治療では、まず外科的切除や根治的な放射線治療が検討されます。しかし切除不能で、かつ放射線治療歴のある場合ではこれらの治療は困難となるため、ホウ素中性子捕捉療法、光免疫療法、抗がん剤が治療の選択肢となります。

ホウ素中性子捕捉療法は、ホウ素薬を2時間点滴で投与したのち患部に中性子を当てる治療です。ホウ素薬はアミノ酸という栄養素に似ており、活発ながん細胞に選択的に取り込まれます。

照射された中性子はホウ素と反応し、生じるエネルギーでがん細胞にダメージを与えます。がん細胞の周りの正常細胞への影響を極力減らすことができるために放射線治療歴があっても治療が可能です。

治療による腫瘍の消失は4～5割程度と報告されています。

治療の副作用はさまざまですが、代表的なものとして、口内炎、脱毛、唾液腺の腫れ、口の乾き、味覚の異常などが報告されています。

治療区分

保険診療

治療を行っている施設

南東北BNCT研究センター、大阪医科薬科大学関西BNCT共同医療センター

適応となる病状

切除不能な局所進行または局所再発頭頸部がん（ただし、化学放射線療法等の標準的な治療が可能な場合にはこれらの治療を優先すること）

治療期間など

1日で終了

胸部の病気
（食道がん、肺・縦隔腫瘍、乳がん）

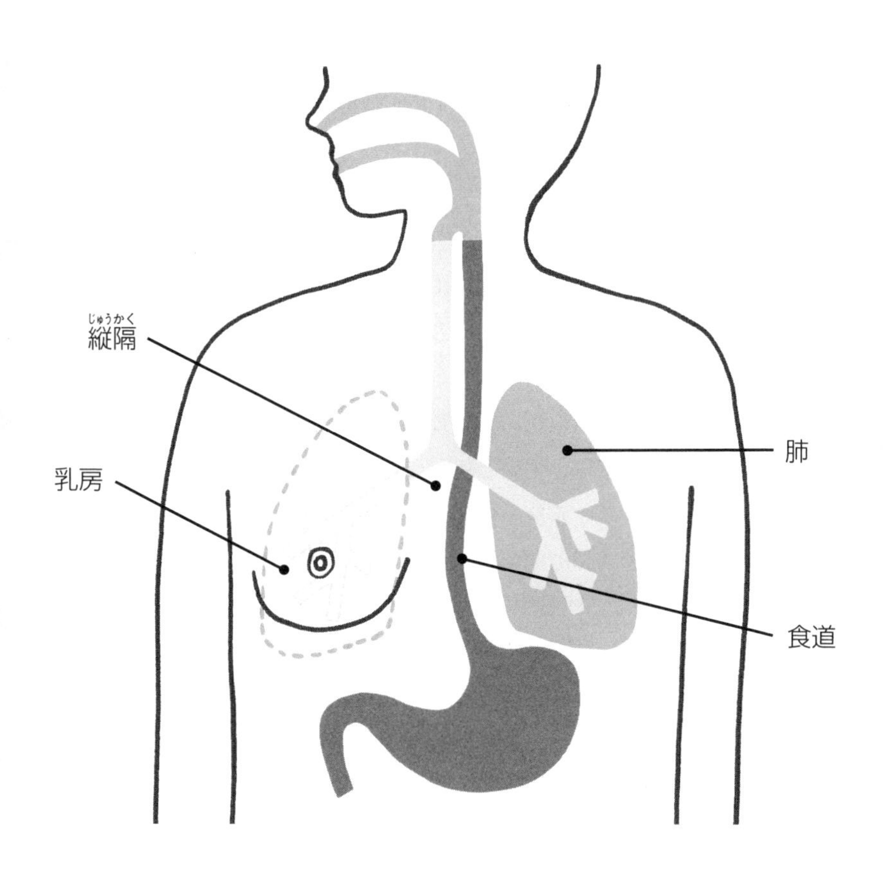

胸部に含まれるのは、食道がん、肺がん、縦隔腫瘍（じゅうかくしゅよう）、乳がんです。これらの腫瘍は、先進医療あるいは臨床試験として陽子線、重粒子線治療が行われ、将来の保険適用を目指しています。エックス線治療も有効な疾患ですが、病状や併存症の状況によっては、粒子線治療が有利なことがあります。

食道がん

◇局所進行性食道がん

食道がんの治療法には、内視鏡的切除、手術、放射線治療、全身がん薬物療法（抗がん剤など）の4つがあり、それぞれの特長を生かしながら、単独または組み合わせた治療が行われます。

手術が可能な場合は手術が行われることが多いですが、手術が難しい場合や手術を希望されない場合、早期のがんから広範なリンパ節転移がある（ただし肺や肝臓などの他の臓器に転移がない）病態までの幅広い病期（ステージ）の食道がんに、放射線治療と抗がん剤を同時に行う方法（化学放射線療法といいます）や放射線治療単独で治療が行われています。最近の報告から、日本人に多い扁平上皮がんという食道がんの場合、がんが粘膜下層までに留まり、リンパ節転移や他臓器転移がないステージでは、手術と化学放射線療法が同等の治療成績と考えられるようになってきました。また手術前や手術後に、化学放射線療法や放射線治療単独での治療が行われることがあります。

食道がんにおいても粒子線治療の有効性や安全性が多くの報告で示されており、とくに心臓や肺への影響（有害事象／副作用）については、粒子線治療の方が、エックス線治療より少なくできると考えられています。

治療区分

先進医療：陽子線治療、重粒子線治療

治療を行っている施設

陽子線治療：いずれの施設でも可能

重粒子線治療：多くの施設で可能

適応となる病状

陽子線治療：

がんが食道のとなりの臓器までと食道の周囲のリンパ節への転移に留まり、肺や肝臓などの他の臓器への転移のないもの。『食道癌診療ガイドライン』（金原出版）に準じた抗がん剤を同時に行う治療が可能。

重粒子線治療：

がんが食道の粘膜下層に留まりリンパ節転移や他臓器転移がない早期がん。

がんが食道の周囲のリンパ節への転移に留まり他臓器転移がない中等度の進行がんには術前照射（手術の前に行う放射線治療のこと）のみ行っている。抗がん剤の併用療法は行っていない。

治療期間など

陽子線治療：週5回で30〜35回

重粒子線治療：週4回で12回

術前照射では週4回で8回

トピック

手術可能な状態・病期の食道扁平上皮がんで、2010年から2019年までに治療が行われた患者さんのうち、手術（手術前に化学療法も行った患者さん）と陽子線治療（化学療法も同時に行った患者さん）の治療成績を比べる臨床試験が、少なくとも全国11施設が参加して現在行われています。この臨床試験の結果は、食道がんの治療方法を考える際の有力な情報の一つになりうると思われます。

肺・縦隔腫瘍

◇肺がん

臓器転移やリンパ節転移がない限局した肺がんの患者さんでは、外科手術が第一選択となります。一方で、合併症のため手術が行えない場合や、患者さんが手術を希望されない場合には、放射線治療を行います。病巣に集中して高線量を照射する方法が有効で、エックス線を用いる定位放射線治療や粒子線を用いる陽子線治療、重粒子線治療が行われています。粒子線治療は先進医療として実施されています。

非小細胞肺がんが、気管周囲や鎖骨上窩(じょうか)といった所属リンパ節に転移している場合は、局所進行肺がんとなります。手術が可能な一部の場合を除いて、放射線治療と化学療法を併用することが第一選択となります。放射線治療として粒子線治療が先進医療として行われています。

肺がんの放射線治療では、正常肺への照射により肺の炎症がおこり、咳や息切れ、発熱といった副作用（放射線肺臓炎）がおこることがあり、重症化するリスクもゼロではありません。粒子線治療では肺がんに対する治療効果とともに、放射線肺臓炎のリスクを軽減することが期待されています。

治療区分

先進医療：限局した肺がんへの陽子線治療、重粒子線治療
局所進行非小細胞肺がんへの陽子線治療、重粒子線治療

治療を行っている施設

陽子線治療、重粒子線治療とも先進医療を行っているいずれの施設でも可能

適応となる病状

陽子線治療・重粒子線治療（共通）

- 早期肺がん　限局した肺がん
- 局所進行非小細胞肺がん
- 遠隔転移のない気管・気管支がん

治療期間など

早期肺がん

気管支や食道などの臓器に近接している場合（中枢型）や肺の表面に近い場合（末梢型）など病変ができた部位に応じて１回あたりの放射線量と合計の照射回数が異なる。

陽子線治療：10回（末梢型）を基本とするが、腫瘍が大きい場合や中枢型の場合には20～25回程度になる。

重粒子線治療：１回あるいは４回（末梢型）を基本とするが、腫瘍が大きい場合や中枢型の場合などでは９回（週３回）あるいは12～16回（週４回）になる。

局所進行肺がん・気管気管支がん

陽子線治療：週５回照射で合計30～37回程度となる。

重粒子線治療：週４回照射で合計16回になる。

◇転移性肺がん

原発病巣が制御されている患者さんのうち、遠隔転移が肺転移のみで個数が３個以内の場合では手術や放射線治療など局所治療を行うことがあります。転移性肺がんに対する粒子線治療は先進医療として行われています。

治療区分

先進医療：転移性肺腫瘍への陽子線治療、重粒子線治療
原発巣が制御されていて、肺への転移病巣が３個以内

治療を行っている施設

陽子線治療、重粒子線治療とも先進医療を行っているいずれの施設でも可能

治療の期間など

陽子線治療：８回が基本。腫瘍の大きさや部位によっては22回程度（週５回）。

重粒子線治療：１回あるいは４回が基本。腫瘍の大きさや部位によっては12～16回（週４回）

◇縦隔腫瘍

縦隔にできる腫瘍のうち、胸腺腫・胸腺がんでは外科手術で切除することが第一選択となりますが、切除ができない場合や、切除範囲が不十分で再発のリスクが残る場合では放射線治療の適応になります。

悪性リンパ腫では、化学療法が治療の主体となりますが、病変が縦隔領域に留まる場合では放射線療法と組み合わせた治療が行われます。

胸腺腫瘍、悪性リンパ腫とも原疾患に対する治療が奏功した場合、治癒することが期待できる疾患であり、通常の固形がんと比較して若年者にも多いという特徴があります。心臓が照射範囲に含まれた場合、長期間経過観察を行うと、一部の患者さんでは心臓疾患に罹患するリスクが高まるということがわかってきました。粒子線治療を用いることで、心臓や肺など周囲臓器に照射される照射線量を軽減することが可能となります。

治療区分

先進医療：縦隔腫瘍への陽子線治療

治療を行っている施設

陽子線治療を先進医療で行っているいずれの施設でも可能

適応となる病状

非切除または顕微鏡的・肉眼的不完全切除後の胸腺腫・胸腺がん

縦隔原発の悪性リンパ腫

治療期間など

胸腺腫・胸腺がん

陽子線治療：週５回照射で27〜35回が基本

悪性リンパ腫

陽子線治療：週５回照射で10〜25回の範囲から適切な照射回数を施設のキャンサーボード（患者さんごとの病状を医療スタッフで共有する会議）で検討して決定

乳がん

粒子線治療では早期乳がんに対して手術の代わりとして粒子線を使う「切らずに治す」臨床試験が行われています。

治療区分

臨床試験：早期乳がんの原発腫瘍への照射（陽子線治療）

臨床試験：早期乳がんの原発腫瘍への照射（重粒子線治療）

治療を行っている施設

陽子線治療：メディポリス国際陽子線治療センター

重粒子線治療：QST病院

適応となる病状

陽子線治療：乳がんの原発腫瘍を切除せずに陽子線治療のみで治療する臨床試験が行われている。

乳腺Ⅱ試験 40～70歳の女性、Ⅰ期の浸潤性乳管がん（腫瘍径2cm以内の単一腫瘍）。エストロゲンレセプター陽性、HER2陰性（サブタイプがルミナルA）、リンパ節や他の臓器への転移がないこと。化学療法などの全身治療をされていないこと。治療前のセンチネルリンパ節生検で陰性が証明された後に局所への陽子線治療を行う。

重粒子線治療：2つの臨床試験が行われている。いずれも未治療の方の乳がんの原発腫瘍への治療。重粒子線治療の費用負担はない。

乳腺Ⅱ試験 20歳以上の女性、0期の非浸潤性乳管がんまたはⅠ期の浸潤性乳管がんで腫瘍径2cm以内。治療前のセンチネルリンパ節生検でリンパ節転移なし。

乳腺Ⅲ試験 50歳以上の女性、0期の非浸潤性乳管がんあるいはⅠ期の浸潤性乳がんで腫瘍径2cm以内。サブタイプがルミナルAであること。

治療の期間など

陽子線治療：乳がんⅡ試験は26日間

重粒子線治療：乳腺Ⅱ試験は4日間、乳腺Ⅲ試験は1日

腹部の病気
（肝腫瘍、肝外胆管がん、膵がん、腎細胞がん）

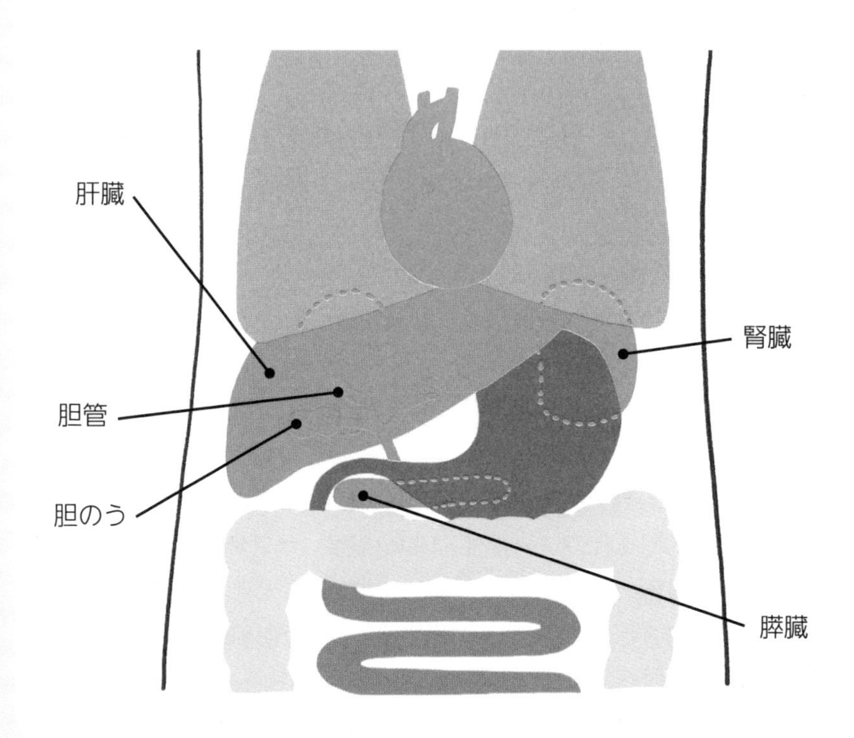

腹部に含まれるのは、肝細胞がん、胆管がん、転移性肝腫瘍、膵がん、腎細胞がんです。これらの腫瘍は、比較的エックス線に抵抗性の腺がん系の組織型が多く、病状によっては粒子線治療でよりよい効果を得られます。条件に合えば、肝細胞がん、肝内胆管がん、膵がんは陽子線治療、重粒子線治療の保険適用になっています。

肝がん

◇肝細胞がん

肝細胞がんの治療は、手術、経皮的ラジオ波焼灼療法（radiofrequency ablation: RFA）、肝動脈化学塞栓療法、肝移植、分子標的薬が標準治療として行われています。肝細胞がんに対する放射線治療は、手術やRFAが施行困難な症例に対する根治治療や、腫瘍による疼痛に対する除痛目的、血管や胆管の閉塞改善・予防などの症状緩和や予防を目的として行われています。

従来の放射線治療である3次元原体照射法（3DCRT）では照射線量に限界があるため肝細胞がんを完全に制御することは難しく、肝細胞がんに対する根治的放射線治療としては、体幹部定位放射線治療（SBRT）と粒子線治療が主に用いられています。SBRTは放射線を多方向から集中的に照射する手法で、腫瘍に対して高い線量を投与することが可能であり、小さい肝細胞がんに対して高い確率で局所制御を得ることができます。

一方で多方向から照射を行うことにより、腫瘍周辺の正常組織にも広範囲で放射線が照射されてしまうため、5cmを超えるような大きな腫瘍を治療することは苦手にしています。

このような特性を考慮して、SBRTは5cm以下の小さな肝細胞がんが保険適用の対象となっています。粒子線治療はビームそのものを腫瘍の形状に合わせて止めることができるため、腫瘍の大きさや形状を問わずに腫瘍に集中した照射が実施可能であり、肝細胞がんに対する粒子線治療の5年局所制御率は約90%となっています。SBRTと粒子線治療の比較では、3〜4cm以下の小さな肝細胞がんではSBRTと粒子線治療はほぼ同等の治療成績となっていますが、SBRTが施行困難な4cmを超えるような大きな肝細胞がんについては3DCRTと粒子線治療を比較すると、粒子線治療の方が良好な治療成績が得られております。このような結果から2022年4月から4cm以上の大きな肝細胞がんに対して粒子線治療が保険適用の対象として承認されました。4cm未満の肝細胞がんに対しては先進医療として行われており、手術、RFA、SBRTが実施困難な場合には、根治治療として粒子線治療が有効である場合があります。

治療区分

保険診療：手術による根治的な治療が困難である4cm以上の肝細胞がん

先進医療：保険適用とならない肝細胞がん

治療を行っている施設

粒子線治療を行っている全施設で実施可能

適応となる病状

粒子線治療：遠隔転移がない症例。肝臓内多発病変については、他治療との併用や複数部位への照射などで全病変に対して根治的治療が実施可能である場合が良い適応となる。

治療の期間など

治療期間：陽子線治療 2～7週間、重粒子線治療 数日～4週間

病変の局在により異なる。原則外来通院での照射が可能

◇肝内胆管がん

肝内胆管がんの根治的治療は外科的切除と必要に応じて薬物療法を組み合わせたものになります。しかしながら、肝内胆管がんは発見時に既に進行しており、外科的切除が困難なことが多くあります。外科的切除が困難な場合は薬物療法の適応となりますが、薬物療法だけで腫瘍を制御することは困難であるため、局所治療効果の向上や症状緩和目的で放射線治療が併用されることがあります。肝内胆管がんに対する3DCRTの報告では、主に遠隔転移がない切除不能な肝内胆管がんに対して50Gy程度の照射が行われ、生存期間の中央値*は12ヵ月程度とされています。肝内胆管がんは消化管近傍や肝門部に位置することが多く、何かしらの治療が必要な有害事象が10～20%程度に認められます。SBRTの報告もいくつか見られますが、肝細胞がんと比較して大きな腫瘍が治療対象となっているため局所制御は難しいことが多く、十分な成績は得られていません。粒

*データを小さい順に並べた際、中央に位置する値

子線治療は主に遠隔転移がない、切除不能な肝内胆管がんに行われていますが、70Gy(RBE)以上の高線量を安全に投与することが可能であり、2年局所制御率が約70%と比較的良好な治療効果が得られています。治療が必要な有害事象は約10%程度認められていますが、命に関わるような重篤な有害事象は稀であり安全に実施可能です。手術による根治的な治療法が困難である肝内胆管がんに対する粒子線治療は、有効な局所治療の手段として期待されており、2022年4月から保険診療として認められました。

治療区分

保険診療：手術による根治的な治療が困難である肝内胆管がん

自由診療：外国籍など

治療を行っている施設

粒子線治療を行っている全施設で実施可能

適応となる病状

粒子線治療：手術による根治的な治療法が困難である肝内胆管がん

治療期間など

治療期間：陽子線治療 2〜7週間、重粒子線治療 数日〜4週間

照射範囲に含まれる消化管や胆管・血管などの耐容線量を考慮して決定される

◇転移性肝腫瘍

悪性腫瘍では病気が進行すると、リンパ節転移や遠隔転移*が認められるようになります。画像上で遠隔転移が確認される状況は、細胞単位では腫瘍細胞が全身に散らばっていると考えられるため、基本的には薬物療法の適応となります。近年、薬物療法の進歩に伴い遠隔転移を認める症例であっても、原発巣がコントロールされている少数の転移性腫瘍に対して、転移病巣に対して局所治療を行うことにより生存期間の延長が期待できるとの報告が増加しています。大腸がんな

*がん細胞が原発巣から離れた部位へ移動して増えること

どでは転移性肝腫瘍に対する局所治療として外科的切除やRFAが施行された結果、生存率の向上を示す報告もされています。転移性肝腫瘍に対する放射線治療はSBRTで行われることが多く、高い局所制御率が安全に得られています。近年、少数の転移性肝腫瘍に対する粒子線治療の報告も増えてきており、局所制御率が80〜90%と良好な局所治療効果が報告されています。粒子線治療全体のレジストリデータでも、高い局所制御率が改めて確認され、とくに5cmを超える大きな転移性肝腫瘍でも良好な治療効果が認められました。原発巣が制御された5cmを超えるような少数の転移性肝腫瘍に対してはとくに粒子線治療の役割が期待されています。

治療区分

先進医療：3個以下の転移性肝腫瘍

治療を行っている施設

粒子線治療を行っている全施設で実施可能

適応となる病状

粒子線治療：3個以下の転移性肝腫瘍。転移病変の制御が生存率の向上やQOLの向上に寄与すると判断される場合

治療期間など

治療期間：陽子線治療 2〜5週間、重粒子線治療 数日〜4週間

胆道がん（肝外）

肝外胆管がんとは、肝臓の外に出ている胆管のがんです。胆道は、肝臓の中の細い管として始まり、肝臓の外で１本にまとまり十二指腸につながります。その途中にある胆のうのがんも肝外胆管がんに含まれます。比較的まれな病気で、治療は手術が最も有効と考えられており第一選択ですが、手術できない場合は抗がん剤などの全身薬物療法を中心に治療を行います。

放射線療法は、手術ができない場合にがんの進行を遅らせたり、内ろう（胆道ステント）開存期間の延長、痛みを和らげるなど症状緩和のために有用とする報告があります。粒子線はその優れた線量分布を活かして周囲の正常臓器への放射線量を抑えて副作用を減らしつつ、より多くの放射線量を腫瘍に与えることができるため、遠隔転移がない場合には薬物療法と併せて行うことで効果が期待できます。

治療区分

先進医療：陽子線治療

治療を行っている施設

陽子線治療の先進医療を行っているいずれの施設でも可能

適応となる病状

切除が困難な初発・再発例で、遠隔転移のない場合

治療の期間など

陽子線では３種類の治療方法が主に用いられている。

1）基本的な方法（消化管に近い腫瘍を除く）：週５回で 22〜26回

2）消化管に近い腫瘍：週５回で25〜30回

3）同時ブースト法（腫瘍へ高線量を与えつつ、正常臓器の線量を下げる方法）：週５回で25〜30回

膵がん

膵がんは、早い段階から画像に映らない小さな転移が潜んでいることが多く、抗がん剤などの全身薬物療法から治療を開始することが一般的です。その後、手術が可能であれば手術を行うことが最も長期生存を期待できますが、切除不能と判断された場合にはエックス線による放射線治療とともに粒子線治療の適応となる場合があります。粒子線治療後も可能な限り化学療法を継続します。

治療区分

保険診療：手術による根治的な治療が困難な局所進行性膵がん

治療を行っている施設

すべての陽子線治療および重粒子線治療施設

適応となる病状

手術による根治的な治療が困難な膵がんが対象です。遠隔転移がある場合は適応になりません。膵臓の周囲には放射線感受性の高い（放射線に弱い）消化管（胃や十二指腸など）が近接するため、消化管を安全に避けて照射できない場合は治療が困難です。照射が可能かどうかはCTなどの画像検査で判断しますので、詳細は粒子線治療施設を受診し、ご相談ください。その他、胆管に金属ステント*が挿入されている等、照射する範囲に金属がある場合には治療をできないケースがあります。

また、膵がんに対する粒子線治療はターゲットとなる膵がんに正確に放射線を集中し、かつ周囲の正常組織を安全に避ける必要があるため、高い精度が要求されます。治療準備から照射終了までの数週間はできるだけ安定した状態を維持することが重要です。がんが急に大きくなったり、食事が取れず体重減少により体格が変わってしまったり、がんによる痛みによって治療中の安静が得られないなど、不安定な場合には治療の精度が低下します。

＊血管内のスペースを確保するために血管内に入れるチューブ

治療期間など

陽子線治療：25回/5週間

重粒子線治療：12回/3週間

効果と副作用

粒子線治療は手術と同様、局所治療ですので、長期生存、根治を目指すことが治療の目的となります。現時点では、粒子線治療を行えば必ずがんが治るとは限らず、治療効果には個人差があります。がんを制御する効果は手術には及ばないため、切除可能な場合は手術を選択することが最も長期生存を期待できる手段となります。また、画像上転移がない場合でも、実は画像に映らない小さな転移が潜んでいることは少なくありません。遠隔転移がある場合には、粒子線治療を行っても本来の目標を達成することへの貢献は乏しくなるため、注意が必要です。

副作用として最も注意することは消化管障害です。胃や十二指腸などに強い放射線が照射されると、潰瘍などの傷ができることがあります。多くは軽い程度ですが、まれに出血、穿孔(せんこう)などの重い副作用が出現することがあります。このような副作用は照射が終わって数ヵ月〜数年後に出現することがあります。その他にも膵臓、胆管、骨、血管など、照射された臓器には何らかの副作用が出現する可能性があります。問題となる副作用が起こる頻度は非常に少ないですが、治療の部位や患者さんの状態によって異なりますので詳細は治療を行う際に確認してください。

膵がんに対する粒子線治療は、どのような病状の患者さんに対して、いつ行うのがよいかを慎重に見極めることが重要です。安定した状態で精度の高い治療を行うことが、治療の効果向上、副作用軽減につながります。

腎細胞がん

腎がんに対する標準的な治療は手術であり、年齢や合併症などで手術の適応がない場合には、凍結療法が保険診療として実施されています。凍結療法は、背部の体表から腫瘍に針を穿刺し、その部位を限定的に凝固させて治療を行います。腫瘍の位置や大きさによっては凍結治療の適応にならない場合があり、放射線治療が行われます。しかし、凍結療法の適応外とされた患者さんの腫瘍はサイズが大きく、また小腸や大腸などの消化管に近い位置に存在することが多いため、腫瘍制御を得るために必要な照射線量をエックス線で安全に投与できない場合があります。このような患者さんには、消化管への影響を減らせる可能性のある粒子線治療が根治療法として期待されます。

治療区分

先進医療：組織学的または画像によって診断された腎細胞がん

治療を行っている施設

陽子線治療施設：南東北がん陽子線治療センター、メディポリス国際陽子線治療センター、福井県立病院、筑波大学附属病院

重粒子線治療：QST病院、九州国際重粒子線がん治療センター、兵庫県立粒子線医療センター、大阪重粒子線センター

適応となる病状

リンパ節や肺、骨などの臓器転移のない腎がんで、手術や凍結療法の適応にならない患者さんが対象となります。腎がんの患者さんでは血尿を認めることがありますが、症状の有無で粒子線治療の適応が決まるわけではありません。

治療期間など

陽子線治療：

1. 腎臓内側、腹側の腫瘍：20〜24回（4〜5週間、週5回法）、または35回（7週間、週5回法）
2. 腎臓外側、背側の腫瘍：10回（2週間、週5回法）

重粒子線治療：12回（3週間、週4回法）

骨盤部の病気
（婦人科がん、前立腺がん、大腸術後がん再発、膀胱がん）

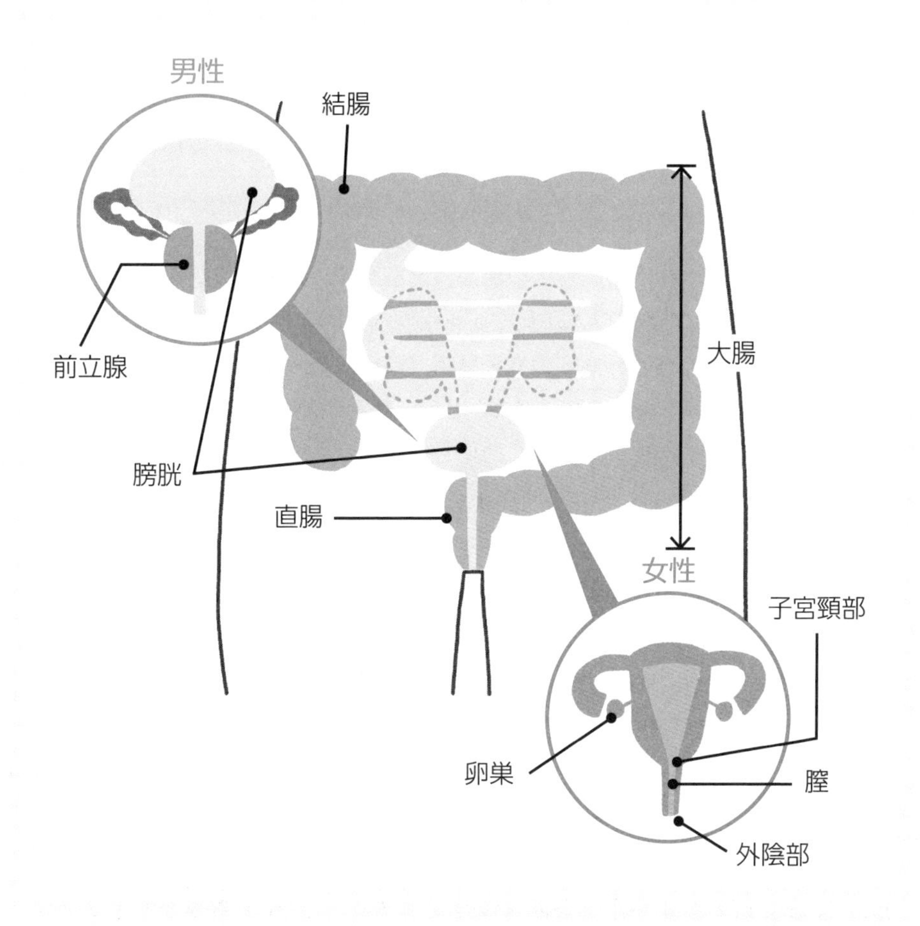

骨盤に含まれるのは、婦人科がん（子宮頸がん、膣や外陰がん）前立腺がん、大腸がん術後の骨盤内再発、膀胱がんです。前立腺がんは陽子線、重粒子線が最も多く行われている疾患です。エックス線に比較的抵抗性の子宮頸部腺がんは重粒子線治療の保険適用になっています。大腸がん術後の骨盤内の再発腫瘍も陽子線、重粒子線治療の保険適用です。

婦人科がん

婦人科腫瘍に対する粒子線治療は子宮頸部腺がん、子宮頸部扁平上皮がん、婦人科悪性黒色腫で適応となります（現在は重粒子線治療施設でのみ治療を行っています）。

◇ 1）子宮頸部腺がん

子宮頸がんは、子宮下部の管状の部分（子宮頸部）に生じるがんで、毎年約10,000人が罹患し約3,000人が死亡する代表的な婦人科悪性腫瘍の一つです。子宮頸がんの治療方法は、病気の進み具合（進行期）や年齢、持病などを考慮して、手術、放射線治療、抗がん剤の３つから最適な治療方法を選択します。子宮頸がんの組織型は扁平上皮がんが７割以上を占め、腺がんの割合は２割程度です。一般的に子宮頸がんにおける進行期の治療において、放射線治療は手術と同様に有効とされますが、腺がんは、従来のエックス線による治療に抵抗性（治療効果が得られにくい）であるといわれ、扁平上皮がんに比べると治療成績で劣るとされます。重粒子線治療は生物効果が強いとされ、線量集中性が高く周囲の正常組織を避け、腫瘍に高い線量を投与できると考えられています。そのため腺がんに対する重粒子線治療は高い治療効果が得られることが報告されています。

◇ 2）子宮頸部扁平上皮がん

子宮頸部扁平上皮がんは放射線に対する感受性が高いとされ、進行期の治療において、放射線治療は手術と同様に有効とされます。しかし、腫瘍が大きくなるにつれ、治療成績が悪くなることが明らかとなっています。粒子線治療の高い線量集中性を用いて正常組織を避け、腫瘍に高い線量を投与することで治療成績の向上が期待されています。

◇ 3）婦人科悪性黒色腫

悪性黒色腫は、皮膚原発と粘膜原発に大別されます。粘膜原発の悪性黒色腫は稀であり、全悪性黒色腫中の約1.6％程度といわれています。粘膜原発の悪性黒色腫のなかでも婦人科領域（外陰、膣、子宮）に生じる悪性黒色腫は２割弱と、とてもまれな病気です。悪性黒色腫は放射線治療が効きにくく、婦人科領域の悪性黒色腫に対して従来のエックス線による放射線治療での根治は非常に難しいとされます。重粒子線治療の高い生物学的効果と線量集中性の高さによって治療成績の向上が期待されており、通常の放射線治療が困難な病態に対して有効であることを示唆する報告が複数あります。

治療区分

保険診療：子宮頸部腺がん

先進医療：子宮頸部扁平上皮がん、婦人科悪性黒色腫

治療を行っている施設

重粒子線治療：QST病院、群馬大学医学部附属病院、九州国際重粒子線治療センター、神奈川県立がんセンター、大阪重粒子線センター、山形大学医学部東日本重粒子センター

適応となる病状

1）子宮頸部腺がん：病変が原発および骨盤内リンパ節転移までに限局しているが、根治的な切除が困難な局所進行症例（ただし腸への浸潤は除く）。

2）子宮頸部扁平上皮がん：FIGO分類（2018年版）でIIBからIVA期（ただし腸への浸潤は除く）で、最大長径６ｃｍ以上の腫瘍が治療適応となる。

3）婦人科悪性黒色腫：骨盤内または鼠径（そけい）リンパ節転移におさまる婦人科悪性黒色腫。

子宮頸がん、婦人科悪性黒色腫ともに、骨転移や肺転移などの遠隔転移を有する場合は適応となりません。

治療期間など

重粒子線治療：1）2）子宮頸がん（腺がん、扁平上皮がん）：約５週間
3）婦人科悪性黒色腫：約４週間

前立腺がん

前立腺がんに対する根治的な治療法には手術と放射線治療があり、これまでの複数の大規模前向き比較試験で治療後の生存率はほぼ同等であることが示されていることから、放射線治療は前立腺がんに対する標準的な根治治療のひとつとして認識されています。

放射線治療を行う場合には、体の外から照射するエックス線や粒子線を用いた外部照射であっても、体の中から直接照射する小線源治療であっても、病気の進行度（臨床病期）、診断時の血清PSA値、生検によるがんの悪性度（グリソンスコア）によって、治療後に再発するリスクが高いと判断された場合には、ホルモン療法を併用する必要があります。その併用期間は、3〜6ヵ月間で放射線治療の前に開始しますが、再発リスクがとくに高い場合には放射線治療が終了してからも１年〜２年程度さらに追加する必要があります。

前立腺がんの放射線治療成績では照射した放射線の線量が影響することがこれまでの研究で明らかとなっています。その結果、前立腺がんを根治させるためには、肺がん、食道がん、頭頸部がんなどと比べて、より多くの線量を照射する必要があります。照射する範囲は、前立腺とその頭側に位置して精液の一部を分泌する精嚢腺ですが、この範囲に確実に照射するためには、これらの臓器に隣接する膀胱と直腸、および前立腺内を貫通する尿道の一部に放射線が照射されることになります。

放射線治療で生じる副作用は、これらの正常な臓器に照射される体積と照射された線量が深く関係していることも知られています。陽子線や重粒子線を用いた粒子線治療では、直腸や膀胱への照射体積と照射線量を減らすことで、治療中や治療後に生じる副作用を軽減することが期待されています。とくに前立腺の外に存在する直腸に対する影響として引き起こされる排便障害は、粒子線治療によってその頻度や程度を少なくすることが期待されています。一方で、エックス線治療でも粒子線治療でも前立腺がんを高い確率で制御できる放射線量を投与するため、がんを根治させる可能性についてはほぼ同等と考えられております。

実際に放射線治療によって生じる可能性のある副作用について、少し詳しく解説します。まず、放射線治療中の影響としては主に照射された範囲に炎症が生じて、膀胱炎・尿道炎などの排尿障害、直腸炎による排便障害が引き起こされることがあります。排尿障害としては尿の回数が増える、尿の勢いが低下する、排尿時の違和感や痛みといった症状が起こります。排便障害については、排便時の痛みや強い便意、あるいは痔の悪化などの症状があります。炎症を強くする要因としては、飲酒や刺激物の摂取、便秘、自転車の使用、などが知られていますので、治療中はとくに日常生活に注意が必要です。これらの症状は多くの患者さんに起こりますが、一般的には軽微であり、治療が終了すると炎症が改善するため、通常は1ヵ月程度で徐々に緩和されます。

一方、治療中や治療直後の炎症が比較的短期間に改善されるのに対して、放射線治療後、数ヵ月以上経過してから生じる正常な臓器への影響は、長期にわたり症状が持続することが多く、さらに不可逆的になることが知られています。実際には、治療された範囲の組織が固くなり（線維化とよばれます）、その結果として尿道や膀胱の弾力性がなくなることで、尿が細い、尿の回数が増えるなどの症状が起こる場合があります。さらに、臓器が固くなることで血液の供給が悪くなること（血流障害とよばれます）が起こります。血液は、正常な臓器に対して酸素や栄養を送る重要な役割があるため、これらの機能が正常に働かなくなると臓器の栄養供給が不足するため、照射された範囲の血液を確保するために毛細血管が拡張し、物理的な刺激により出血を引き起こしやすくなります。その結果、血尿や血便といった症状を生じることがあります。通常は、貧血になるほどの出血はありませんが、何度もくり返すことで出血の量も増え、その傷がもとで化膿すると投薬などの内科的な治療ではなく、外科的な処置が必要となる場合もあります。とくに血糖コントロールが不良な場合や不整脈や動脈硬化が強いような方で血液をさらさらにする薬（抗凝固薬など）を内服されている患者さんでは、血尿や血便といった症状が生じやすく、さらに遷延（せんえん）化する可能性が高くなるため注意が必要です。便秘の傾向がある患者さんや治療前から残尿が多いような患者さんもこのような副作用の危険性が高いと考えられます。以上から、前立腺がんの放射線治療後は便秘を予防し、尿をがまんしすぎないことが必要です。

また、一般的には放射線治療中の症状が強い患者さんで治療後の影響が強くなる傾向がありますので、治療中の副作用を減らすためにも、前述した注意事項（飲酒、自転車、便秘などを避けること）に配慮した日常生活を営まれることが将来の副作用を回避するためにも重要と考えます。粒子線治療では、正常組織への照射体積と照射線量を減らすことで、副作用を軽減することが期待されますが、これらの注意事項が大切であることはエックス線治療と同様です。

治療期間については、粒子線治療は線量集中性が高いため、１回あたりの照射線量を高くした短期間での治療が行われています。とくに重粒子線治療では３週間での治療が標準治療として行われています。患者さんにとって通院期間が短くて済むという利点に加えて、前立腺がんの放射線治療では、同じ効果を得るために必要な線量を、期間を変えて照射する場合、短期間に治療したほうが副作用を少なくできるというメリットもあります。

費用に関しては、粒子線治療は従来、先進医療として提供されていたために高額でしたが、2018年以降は保険収載され、エックス線とほぼ同額の保険診療として実施されています。

治療区分

保険診療：限局性、及び局所進行性前立腺がんへの根治照射

治療を行っている施設

すべての陽子線治療、および重粒子線治療施設

適応となる病状

陽子線治療、重粒子線治療とも転移のない前立腺がん。また、転移がない場合でも、前立腺がんが前立腺を超えて直腸に浸潤している場合には治療の対象とはなりません。

治療期間など

陽子線治療：12〜39回（3〜8週間、週5回法）

重粒子線治療：12回照射（3週間、週4回法）が標準的な治療

前述したように、前立腺がんでは照射回数を少なくすることで、治療成績が向上する可能性があります。このため、上述の照射回数をさらに少なくした治療の安全性や有効性を確認するための臨床試験を実施している施設があります。詳細については各施設にお問い合わせください。

また、前立腺がんの確定診断後、すぐに治療を行わずに腫瘍マーカーであるPSA値の動向をみて、治療が必要となった時点で手術や放射線治療を行うこと（監視療法とよばれます）を勧められた患者さんが最近増えています。そのような患者さんが一定の観察期間ののちに放射線治療を受ける場合には、その時点の前立腺がんがどのような状態であるかをあらためて確認してから治療を受ける必要があります。その理由は、最初に診断された前立腺がんと治療が必要となった時点での前立腺がんの特徴やその進行度が変わっていることが多いためです。このため、がんの大きさや転移の有無を確認する画像診断（CTやMRI）だけでなく、がん細胞の悪性度を確認する生検が必要となります。がんが大きくなっている場合やがん細胞の悪性度の指標であるグリソンスコアが高くなっている場合などでは、がんを治癒させる確率を高めるためのホルモン療法の併用が必要となります。

大腸がん術後再発

大腸がん術後再発とは、大腸がんの手術のあとに切除した部分の近くにがんが再び出現した状態で、局所再発とも呼ばれています。大腸は結腸と直腸に分けられますが、術後の局所再発の頻度は直腸がんの方が高い傾向があります。直腸がんの術後局所再発率は、術式や手術操作の改良、手術の前後に行う補助療法の進歩などにより近年徐々に低下してきましたが、現在でも5〜15%の症例に再発がおこります。

大腸がん局所再発は、手術で完全に切除ができれば治癒が期待できるため、ガイドラインでは完全に腫瘍を切除できる根治手術が可能な大腸がん局所再発に対しては手術をすることが推奨されています。根治手術を施行するためには、再発がんから切除ラインまでの距離を十分確保する必要があるので、結果的に膀胱、尿道、直腸、肛門など骨盤内の臓器をすべて取り除く骨盤内臓全摘術が必要となることが少なからずあります。しかし、骨盤内臓全摘術は一般的に手術時間が長く出血量も多い大手術であり、侵襲がかなり大きく、また失う機能が多く、さらに創治癒遷延や感染などの術後合併症もしばしば経験されます。このため、病変の状態や全身状態から根治手術が適応になる例は少なく、多くは放射線治療や化学療法が選択されます。他方で大腸がん術後再発病変は、放射線感受性が低く、腫瘍周囲には消化管、膀胱など放射線感受性が高い臓器が多いため、副作用を考慮すると腫瘍に対して安全に十分な線量を照射することが難しいことから、従来の放射線治療では満足のいく効果を得ることができませんでした。また、化学療法も新規薬剤の登場や併用療法の発達により治療成績が改善してきましたが、十分な効果は得られていません。

粒子線は線量集中性の高い放射線の一種で、周囲の正常組織を避け、腫瘍に高い線量を照射することが可能です。この特徴を活かして、高い安全性と治療効果が示された結果、2022年4月から保険適用となりました。

治療区分

保険診療：大腸がん手術後の局所再発

治療を行っている施設

陽子線治療：各施設に問い合わせが必要

重粒子線治療：重粒子線治療７施設

適応となる病状

陽子線治療、重粒子線治療ともに、手術を受けていない原発性の大腸がんは適応にならない。

陽子線治療：適応などは重粒子線治療と同様。また、施設によって温熱療法や化学療法を併用する場合がある。

重粒子線治療：大腸がん手術後の局所再発が適応になる。すでにエックス線等の放射線治療を受けている患者さんの手術後の再発や重粒子線治療後の再発も適応になる。腫瘍が消化管や膀胱等の放射線感受性の高い臓器に近接する場合は、重粒子線治療前に手術によるスペーサー挿入術が必要になる。スペーサー挿入術は現在保険が適応されるが、その場合は、外科医と担当の放射線治療医が密に相談して治療法を検討していく必要がある。重粒子線治療の適応には他にも条件があるので、各治療施設に相談が必要。重粒子線治療中には化学療法は併用しない。

治療期間など

陽子線治療：治療スケジュールは、1週間に5回、平日毎日、治療期間5～7週間。再発病変と消化管との距離などにより、治療回数・期間は調整される。外来通院で治療は可能。

重粒子線治療：１週間に４回、合計16回の照射で４週間で終了。外来通院で治療は可能。

膀胱がん

膀胱がんは、病巣深達度（がんが浸潤する深さ）やがん細胞の悪性度で治療方針が異なるため、まず診断と治療を兼ねた経尿道的膀胱腫瘍切除術(TUR-BT)を行います。その結果、膀胱粘膜にがんが限局している場合は、再発リスクに応じて抗がん薬やBCGを膀胱内に注入する治療を追加します。一方、筋層に浸潤している筋層浸潤性膀胱がんで転移がない場合、現在の標準治療は、「尿路変更術を含んだ膀胱全摘除術および骨盤リンパ節郭清(かくせい)術」です。

さらなる選択肢として近年、「TUR-BT後に化学療法と放射線療法を同時に行う膀胱温存療法」が開発され、膀胱全摘除術に劣らない治療効果（生存率）が期待されています。膀胱温存療法では、通常エックス線による放射線療法が行われていますが、現在先進医療として、副作用を抑えつつ、病巣により高い線量を照射できることで効果が期待される『陽子線を用いた膀胱温存療法』が試みられています。なお、この場合でも十分な治療効果を得るため、原則として化学療法(全身化学療法、動注化学療法、もしくはその両方）を併用します。

治療区分

先進医療：局所進行膀胱がんの根治的治療

治療を行っている施設

先進医療：陽子線治療施設

適応となる病状

先進医療：転移のない筋層浸潤性膀胱がん（臨床病期T2a～T4aN0M0)

治療期間など

膀胱全体を含む骨盤部に20～23回の照射を行った後、病気の状態に応じて病巣局所に10～14回の照射を行う。週5回で、全治療期間は約6週間から8週間。

1）消化管が近接しているがん：骨盤部照射 20～23回 ＋ 局所照射 10～14回

2）消化管が近接していないがん：骨盤部照射 20～23回 ＋ 局所照射 10～11回

その他の部位・全身の病気（皮膚がん、転移性腫瘍、骨軟部腫瘍、小児がん）

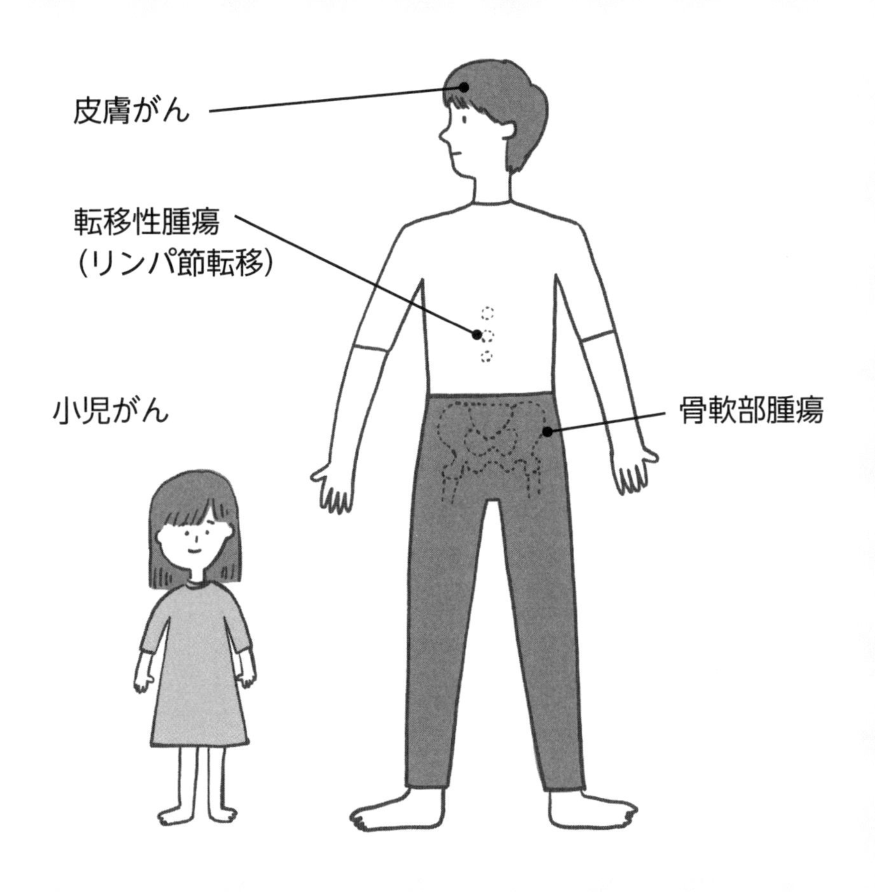

ここには、今までの分類に入らなかった、骨、軟部腫瘍、皮膚がん、転移性腫瘍（リンパ節転移）、小児がんなどを含んでいます。エックス線抵抗性の骨、軟部腫瘍にも粒子線は有効です。小児がんでは、正常組織の線量を安全に減らせる陽子線治療が保険適用になっています。

皮膚がん

◇BNCT臨床治験

血管肉腫は希少がんである軟部肉腫の一種ですが、軟部肉腫のなかでも2%程度という非常にまれな腫瘍です。主に高齢者の頭部皮膚に発生します。手術や抗がん剤、放射線療法を組み合わせて治療が行われますが、従来の治療では体への侵襲(しんしゅう)が大きい一方で、局所再発も遠隔転移も頻度が高く、治療効果が十分とはいえません。このため、2022年12月時点で新しい治療方法としてBNCT（ホウ素中性子捕捉療法）の治験が行われています。BNCTはがん細胞選択的な局所療法ですので、腫瘍が限局している場合には、治験の対象となる可能性がありますが、遠隔転移がある場合には対象となりません。

治療区分

企業主導治験（BNCTに関する治療費用の負担なし）

治療を行っている施設

BNCT（ホウ素中性子捕捉療法）：国立がん研究センター中央病院

適応となる病状

BNCT：企業主導治験。18歳以上85歳以下の切除不能な局所進行血管肉腫、切除不能な局所再発血管肉腫で、遠隔転移を伴わない、対象病変全体の最長径が15cm以下、皮膚表面から腫瘍最深部までの距離が6cm以下。治験であるため、適応となるにはこれ以外にもいくつかの条件があり、診察を行ったうえで最終的な適応を判断する。

治療期間など

BNCT：1日。2時間程度かけてホウ素薬剤の点滴をし、30～60分程度の中性子照射を行う

手術や抗がん剤など、その他のがん治療との併用は行わず、BNCTのみで治療を行う

骨軟部腫瘍

悪性腫瘍（がん）は癌腫と肉腫に分けられます。私達が罹患する悪性腫瘍のほとんどは癌腫です。癌腫は主に外界と触れている臓器に発生します。肺癌、胃癌、大腸癌などはそれぞれ年間10万人以上が罹患するため広く知られている癌です。

肉腫は骨や軟部組織（筋肉や脂肪、神経、血管など）から発生する悪性腫瘍で、癌腫に比べて罹患数はとても少なく年間10万人あたり6人未満のため、＜希少がん＞と呼ばれています。骨から発生した骨原発肉腫は本邦で年間約500人、軟部組織から発生した軟部原発肉腫は年間3,000～4,000人といわれています。希少がんのため、肉腫の治療においては骨軟部肉腫を専門とする医師がいる病院を受診することが大切です。地域の大学病院やがんセンターには肉腫外来や肉腫（サルコーマ）センターを有しているところもあります。セカンドオピニオンも積極的に活用されるとよいでしょう。

骨軟部肉腫は、子供から高齢者まで幅広い世代に発症します。頭頸部、四肢、脊椎、後腹膜、骨盤部など体のどこにでも発症します。子宮や心臓に発生することもあります。さらに、組織型も多様です。組織型とは、腫瘍の一部をとって病理検査を行うことで分かる細かい分類のようなものです。たとえば、骨肉腫や軟骨肉腫、脊索腫、脂肪肉腫などの名前は組織型を表しています。

骨軟部肉腫には多くの組織型があります。脂肪肉腫だけでも高分化型脂肪肉腫、脱分化型脂肪肉腫、粘液型脂肪肉腫など細分化されています。CT、MRI、PET-CTのような画像検査だけでは良悪性の診断自体が困難なことも少なくありません。組織型の違いで治療方法が異なることがあるので、病理組織検査は必ず受ける必要があります。このように肉腫は「幅広い年代に」、「体中どこにでもでき」、「多様な組織型をもつ」といった要素が組み合わされるため、患者さんごとに病状が異なります。

骨軟部肉腫の治療の第1選択は切除です。肉腫の進展範囲を十分に含め正常組織とともに切除します。これを広範切除と言います。どのような組織型でも切除が可能であれば切除が第１選択となります。骨原発肉腫の場合、脚の骨を切除した後に走れなくなるなど、切除により多少の機能障害が出現することがあります。このように、病気を治すことと症状や状態が良くなることが両立しないことがあります。そのような場合でも、広範切除が可能な場合は、切除が勧められます。

粒子線治療は、現在保険適用が認められています。その理由は、正常組織への影響を軽減しながら、放射線抵抗性（放射線が効きにくい）と考えられている骨軟部肉腫に対して高い放射線量を照射することが可能で、これまでの研究から有効性と安全性が示されたためです。切除不能骨軟部肉腫に対しては、とくに重粒子線治療の治療実績が多く報告されています。

化学療法については、組織型や年齢、全身状態により適応は異なります。化学療法が行われる代表的な疾患は、骨肉腫やユーイング肉腫、横紋筋肉腫です。これらの疾患は化学療法がよく効く肉腫で、粒子線治療前後にそれぞれ数ヵ月から半年間、強力な化学療法を行います。化学療法と粒子線治療を併用することもあります。腫瘍が大きな軟部肉腫では化学療法をまず行い、腫瘍が縮小すれば手術、縮小しない場合は粒子線治療となることがあります。悪性度が高い軟部肉腫では転移の予防のために化学療法を行うこともあります。最も頻度が高いのは肺転移です。肺転移とは原発（原発巣：最初に肉腫が発生したところ）から血液の流れに乗って肉腫細胞が移動し肺に生着し育つことです。一方、化学療法の効果が期待できない代表的な疾患は、脊索（せきさく）腫と軟骨肉腫です。癌腫で使われることが多い分子標的薬は2022年現在、軟部肉腫に対して１種類が保険適用されています。免疫療法の薬は保険適用となっていません。

個々の患者さんの年齢や全身状態、発生部位、組織型、などを考慮し適切な治療を選択する必要があります。

治療区分

保険診療：切除非適応骨軟部肉腫（陽子線・重粒子線）

治療を行っている施設

陽子線治療：すべての陽子線治療施設

重粒子線治療：すべての重粒子線治療施設

適応となる病状

切除非適応とは、1）切除自体が困難である、2）切除を行うと大きな障害が残ってしまう、3）持病や高齢のため手術に耐えられない、などの理由で切除ができない、妥当ではない、と判断された場合です。つまり、切除ができるのであれば治療法として切除がよいが何らかの理由でできない、というケースです。一方、多発転移があるため切除適応にならない、という病態は粒子線治療も適応外になります。このような場合は全身治療（化学療法）が優先されます。

切除を行ったが肉腫が残ってしまった、というケースでは重粒子線治療は画像で遺残肉腫が確認できる場合のみ、陽子線治療ではさらに、遺残肉腫が画像で確認できなくても病理学的に確認できる場合も含め行っています。

四肢骨原発肉腫については治療成績において手術の方が優れていることと、粒子線治療を行っても病的骨折を生じてしまい機能が保持できない可能性が高いことから、粒子線治療のメリットに乏しく原則適応外としています。

粒子線治療は非常に精度の高い治療ですので、患者さんが毎回同じ体位を維持し、動いてしまうことなく治療を受けることが大切です。腫瘍が大きいと照射に30～40分ほど時間がかかることもあり、その間動かずにいられる程度の全身状態や疼痛（とうつう）コントロールが必要となります。

治療期間など

陽子線治療：1日1回、週5回、合計26～39回、5～8週間の治療が基本。病状によっては1日1回、週4回、合計16回4週間（重要臓器と近接しない場合の短期間法）などで治療することもある。

重粒子線治療：1日1回、週4回、合計16回4週間の治療が基本。

病状に応じ1日1回、週4回、12回照射3週間、8回照射2週間などを行うこともある。

治療を開始する前に体を固定する台を作成したり、台に固定した状態で治療計画用CTを撮影するなど準備があります。準備の後、スタッフが治療計画を行います。治療計画はエックス線治療よりも時間がかかることが多いです。病状によっては入院をしていただくこともありますが、ほとんどの場合は通院で治療可能です。治療は中断することなく行うことが大切です。

転移性腫瘍（リンパ節転移）

リンパ節転移に対する放射線治療や粒子線治療の臨床的意義は症例によって大きく異なります。最近はオリゴ転移という考え方が広がっています。これは原発巣（肺がん・大腸がんなどのもともとの病変）が制御されている状況で、単発もしくは単一領域の転移であれば局所治療の意義があるという考えになります。その考えから、単発もしくは単一領域のリンパ節転移に対して局所治療としての放射線治療や粒子線治療が行われております。

通常の放射線治療と比較して粒子線治療の優越性は証明されていません。しかしながら、以前に放射線治療が行われた領域に対する再治療時など、通常の放射線治療が困難な病態に対して有効であることを示唆する報告が複数あります。

一方で、複数の領域にわたるリンパ節移病変を有する場合、骨転移や肺転移などの別の転移を有する場合、原発巣が制御されていない場合などは、原則として全身治療を優先するべきと考えられております。

治療区分

先進医療

治療を行っている施設

陽子線治療：すべての施設

重粒子線治療：すべての施設

適応となる病状

少数リンパ節転移で原則として他の場所に病変が存在しないことが条件です

治療期間など

陽子線治療：1）再発・治療抵抗性：2週間または4〜5週間
2）重要臓器近接：5〜7週間

重粒子線治療：3〜4週間

小児がん

一般に、放射線治療が適応となる小児の固形悪性腫瘍には、脳腫瘍、神経芽腫、胚細胞性腫瘍、腎芽腫、骨軟部腫瘍（横紋筋肉腫、ユーイング腫瘍など）などがあります。いずれも発生頻度がとても低い希少がんです。小児腫瘍には放射線治療が効きやすいものが多いので、放射線治療に期待される役割には大きく、病状に応じて局所照射、全脳全脊髄照射、緩和照射などの形で用いられます。

固形悪性腫瘍（白血病以外のがん）の治療では、手術療法、化学療法、放射線療法を組み合わせて行う「集学的治療」が一般的です。近年それぞれの治療成績が向上し、治療後の副作用や合併症により患者さんの生活の質「QOL」が低下することをいかにして回避するかという課題がこれまでにも増して重要になってきています。

放射線療法では腫瘍を取り囲む正常な組織や臓器への放射線照射が避けられない場合があります。これによって生じる臓器機能の障害や成長障害などの有害な影響を、照射技術の改善によって克服することが試みられてきました。陽子線治療はこの目的達成のために非常に適した治療法です。現在、限局性の固形悪性腫瘍に対する陽子線治療、ならびに限局性の骨軟部腫瘍に対する重粒子線治療は保険適用となっています。粒子線治療の準備の段階で、腫瘍と正常臓器との間に間隙を作るもの（スペーサー）を置いてくる手術を行うことも試みられています。

◇小児脳腫瘍

上衣腫（脳や脊髄にできる）は化学療法があまり効かないので手術後に局所照射を行い、髄芽腫（小脳に好発）は術後に化学療法と全脳全脊髄照射が用いられます。小児の脳への照射では重い後遺症が問題となるため、化学療法を先行して放射線治療の開始を３歳以上になるまで先延ばしすることがあります。全脳全脊髄照射への陽子線治療の応用は、内臓の器官や甲状腺への照射量を減らすことができるので推奨されています。

◇骨軟部腫瘍

骨軟部腫瘍とは骨や軟部組織（筋肉や脂肪組織など）の腫瘍で全身のさまざまな部位に発生します。小児では骨肉腫、横紋筋肉腫、ユーイング肉腫が多く発生します。骨肉腫の根治療法は手術で腫瘍を広範囲に取り切ることですが、完全切除ができない場合には重粒子線治療が有用でよい成績が報告されています。横紋筋肉腫やユーイング肉腫の治療では、手術や化学療法とともに根治的に陽子線治療が用いられます。

治療区分

保険診療：陽子線治療：小児腫瘍（限局性の固形悪性腫瘍に限る。20歳未満で発症したもの）／
重粒子線治療：小児の骨軟部腫瘍、頭頸部悪性腫瘍（手術が適応とならないもの）

治療を行っている施設

陽子線治療：全国の陽子線治療施設で小児科との連携が可能な施設
重粒子線治療：全国の重粒子線治療施設で小児科との連携が可能な施設

適応となる病状

陽子線治療：限局性の固形悪性腫瘍
小児腫瘍の種類や発生部位に応じて、疾患ごとに推奨される標準治療として放射線治療が用いられるとき、陽子線治療の特性がメリットとなる場合
脳腫瘍、骨軟部腫瘍、胚細胞性腫瘍、神経芽腫など
髄芽腫などでは全脳全脊髄照射と局所照射を行う
1回あたりの線量は、通常の放射線治療の場合と同じ線量
重粒子線治療：小児に発生して手術による根治的な治療法が困難な限局性の骨軟部腫瘍ならびに頭頸部がん（口腔・咽喉頭扁平上皮がんを除く）

治療期間など

陽子線治療：週5回で10～30回、2～5週間くらい
重粒子線治療：週に4回で16回、4週間くらい

今後の適用拡大を目指して

粒子線治療は、がんには強く、臓器には優しい放射線治療です。

重粒子線治療が骨軟部腫瘍に保険適用となったのは、一般の放射線治療よりも病巣に強い効果があるからです。陽子線治療が国内で初めて小児がんに保険適用となったのは、発育への影響が少ないからです。このような利点を生かすことで、粒子線治療は、今後さまざまな疾患に応用できる可能性があります。粒子線治療は、21世紀に入り厚生労働省が定めた高度先進医療（現在の先進医療）となりました。その結果が良好で広く国民に届けるべきだと判断されれば、健康保険の適用となる治療法として認可されます。これまで、日本放射線腫瘍学会（学会）がリーダーシップをとって研究を進め、2022年4月現在、陽子線治療、重粒子線治療ともに8つの疾患が保険適用となっています。保険収載された疾患については、薬物療法や手術との併用などのさまざまな新しい治療法の研究開発が進むことが期待されます。

しかし実際のところ、がん死亡の原因第1位の肺がん、治療による副作用が問題となっている食道がんなどの重要な疾患について、保険適用が認められていないのが現状です。転移性腫瘍でも大型の肝転移などは、粒子線以外の治療で治すのは難しい疾患もあります。欧米では、脳腫瘍や乳がんに対して、副作用を減らす目的で利用されています。これらの疾患については、国際的な動向を見据えつつさらに研究を進めてゆく必要があります。また、放射線治療は悪性腫瘍（がん）の治療に使われるだけでなく、一部の良性疾患にも利用されることがあります。例えば、脳動静脈奇形（太い血管の渦のような病気）は、エックス線治療の適応となっていますが、粒子線治療の利用は認可されていません。大きな脳動静脈奇形では脳にダメージの少ない粒子線治療の利用を進めたいところです。小児だけでなく若い世代（AYA：adolescent and young adult）の疾患についても、長期的副作用の低減や放射線による二次がんを減らすために、粒子線治療の利用が勧められる分野です。学会はこうした新しい分野にも粒子線治療を応用できるよう、さらに保険適用の拡大を目指して研究を進めて行きます。

第3章

粒子線治療を受けるとき

粒子線治療を受けたいと思ったら

まず誰に相談すればよい？

まずはご自分の主治医または担当医（放射線腫瘍医）に、ご自分の病気や病状が粒子線治療の適応になるか相談してください。そこで納得できる説明が得られなかった場合は、放射線腫瘍医のセカンドオピニオンを受けてもよいと思います。粒子線治療の際は、担当医からの診療情報の提供等が必要になるため、担当医との連携が大切です。

粒子線治療の実際の手順は

粒子線治療の実際の手順はエックス線治療と基本的に同じです。粒子線治療施設の放射線腫瘍医の診察を受け、必要な画像診断などの検査の結果で治療の適応があると判断された場合は、「治療計画」を行います。これは粒子線をどこにどのように照射するかを決めるためのものです。治療の際、照射する位置がずれな

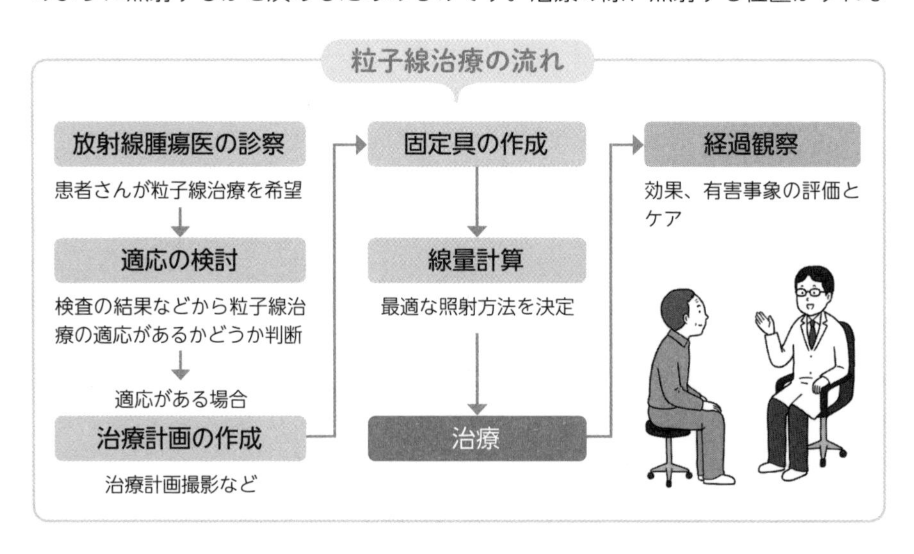

いように「固定具」を作成したうえで、治療の寝台と同じ条件にセットしてあるCTやMRIで治療部位の画像を撮影します。その画像を線量計算装置に転送し、医師が治療の部位を入力し、医学物理士や診療放射線技師といった物理技術の専門家が「線量計算」を行い、医師と相談して最適な照射方法を決定します。

治療は加速器からのビームが届いている治療室で行います。照射自体の時間は数分から数十分ですが、治療の前に厳密に治療の部位を合わせるには時間を要することがあります。治療期間は、週1回以上の医師の診察、毎日の看護師による経過観察があり、その際に治療効果や有害事象の評価、それに応じたケアが行われます。

粒子線治療に関わるスタッフについて

粒子線治療は多くのスタッフの連携によって行われます。患者さんは粒子線治療を行ううえで、医師や看護師だけではなく、多くの複数業種のスタッフと関わることになります。

●固定具を作成

正確な照射を行うため、治療の際は体が動かないように診療台に体を固定する
固定具は患者さんごとのオーダーメイドとなる

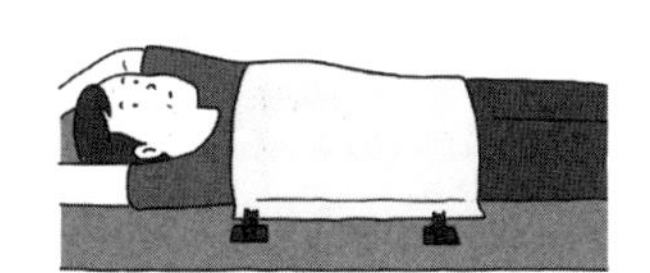

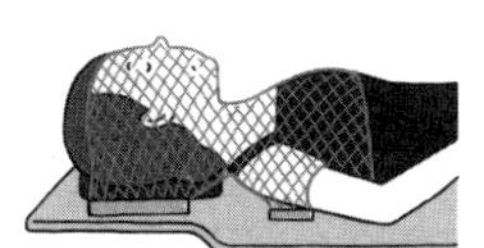

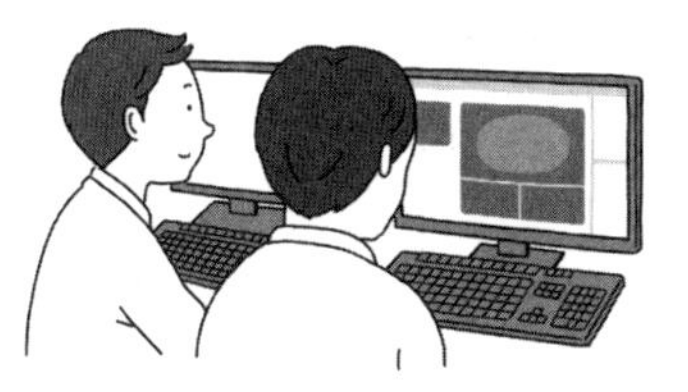

●治療計画

放射線腫瘍医が治療部位を入力し、医学物理士、診療放射線技師が線量計算を行い、最適な照射方法を決定する

医師（放射線腫瘍医）および看護師は患者さんの診察を行い、病状の確認や治療方針の検討、日程の調整などを行い、症状や不安などにも対応します。放射線腫瘍医とは、がんの放射線治療を行う医師で、がんと放射線の専門知識を持ちます。放射線腫瘍医は、他の診療科医師や紹介元の主治医との連携をとりながら、治療を進めていきます。

粒子線治療を行ううえで必要な画像検査を行い、実際に患者さんに照射するのは診療放射線技師の役割です。医師と医学物理士が共同で、どのような範囲にどのような放射線量を投与するか、病気とその周囲の正常な場所への線量の調整をするなどコンピュータを用いた複雑な計算を行います。

治療を通院で受ける場合には、各施設の受付スタッフが治療に来た患者さんの窓口となります。入院で治療を行う場合には、病棟の看護師や薬剤師、栄養士などが患者さんの病状や体調、副作用の状況にあったケアを行います。治療費や仕事などの不安、悩みには、メディカルソーシャルワーカーと呼ばれる専門スタッフが相談に乗ります。

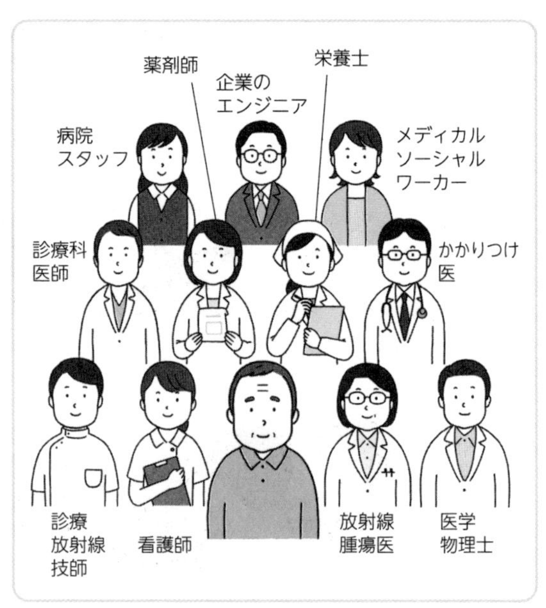

また、粒子線治療施設は巨大な科学技術の集まりですので、企業のエンジニアによる治療装置の定期的なメインテナンスが必要です。

患者さんがスムーズに安心して粒子線治療を受けることができるように、このように多くのスタッフが関わりあって日々取り組んでいます。

詳しく知りたい粒子線治療

患者によって治療の回数が違うのはなぜ？

粒子線治療は非常に個別的な治療で、患者さんの状態、がんの種類や進行度によっても検討すべき事項が異なります。

また、治療の回数とともに、総線量（全体でどのくらい照射するか）が大事です。放射線治療の総線量は、１回に照射する線量×回数によって決まります。

そして一般的に、同じ総線量でも１回の量が多く回数が少ない方が効果が出ますが、副作用が強く出る場合もありますので、その兼ね合いをよく検討することが重要です。まず、治療対象となるがんの種類によって、治療に必要とされる線量は異なります。そのうえで、照射される範囲とそこに含まれる正常組織が、どの程度の照射線量まで耐えられるかによって、どのように回数を分けて何回まで照射するかを検討します。

放射線腫瘍医が目指すのは、できる限り副作用を抑えて、最大の治療効果を得られるような線量分割を選ぶことであり、患者さんの病状、体力、併存症（治療対象となるがん以外の病気、持病）なども考慮しつつ回数を調整しますので、皆さんが同じ治療回数ではないのです。

治療回数の例

回数	疾患と治療法
１回照射	早期肺がんの重粒子線治療 乳がんの重粒子線治療 頭頸部腫瘍のホウ素中性子捕捉療法 悪性脳腫瘍のホウ素中性子捕捉療法
２回照射	肝臓腫瘍の重粒子線治療
４回照射	目の腫瘍の重粒子線治療 乳がんの重粒子線治療 肝臓腫瘍の重粒子線治療
12回照射	食道がんの重粒子線治療 膵がんの重粒子線治療 前立腺がんの重粒子線治療
16回照射	頭頸部腫瘍の重粒子線治療 肺がんの重粒子線治療 大腸がん術後再発の重粒子線治療 骨軟部腫瘍の重粒子線治療
25回照射	膵がんの陽子線治療
30回程度の照射	頭頸部腫瘍の陽子線治療 食道がんの陽子線治療 肺がんの陽子線治療 肝臓腫瘍の陽子線治療

粒子線治療の併用療法とは

粒子線治療は照射部位の局所治療効果には優れていますが、治療開始時点ですでに照射範囲の外に広がっているような微小な遠隔転移に対しては効果がありません。一方で、抗がん剤を使った化学療法はそのような微小な遠隔転移に対して有効と考えられます。ただし、化学療法のみで治癒が期待できるようながん腫は限られています。両方の治療の欠点を補い合うことで治療全体の効果を高め合うというのが併用治療の目的です。

粒子線治療では、以下の3つの目的で抗がん剤が併用されます。

粒子線治療で抗がん剤を併用するケース

- 放射線治療の効果を高める（相乗・相加効果を期待する）
- 遠隔転移の予防効果を期待する
- 放射線治療開始前に使用して腫瘍の体積を縮小させ、その後の放射線治療を行いやすくする

なお、病気によっては、内分泌療法（ホルモンの分泌や働きを抑制することでがんを抑制する：ホルモン療法）が同時に行われる場合もあります。

粒子線治療の効果はどのように判定する？

粒子線治療を含め、放射線治療の効果が出てくるまでにはある程度の時間が必要です。通常は放射線治療の終了後1ヵ月から2ヵ月ほどたってから、初回の効果判定を行います。放射線治療の効果は数ヵ月かけて出てくることも多く、その時点ですべて判断できるものではありませんので、その後も経過を追って変化をみていくことが大事です。

画像診断

CT、MRI、PETなどの画像診断では、治療前の画像と比較して病巣のサイズの変化をみます。病巣が消失していることが理想的ですが、病巣と思われる影が残っていても、その後の経過で消失することもありますし、また、傷あとのように死んだがん細胞がしこりとして残って治ることもあります。CTやMRIでしこりがあってもPETで活動性がないと判断されるのはそのような場合です。

診察所見

鼻腔（びくう）、口腔や咽頭のがん、食道がん、子宮頸がんなどは病巣を直接観察できますが、放射線治療中や治療の直後では放射線による炎症やむくみがあるため、正しく効果をみることができません。放射線による炎症がおさまるのを待って、1ヵ月から2ヵ月ほどたってから観察します。

血液検査

がんの種類によっては、血液検査で腫瘍マーカーを調べることで治療効果を判定できます。通常は1～3ヵ月に1回程度の間隔で数値の変化をみます。

自覚症状

治療の効果は検査だけで判断するものではなく、たとえば、食道がんでは食事の際に食べ物がのどを通りやすくなった、肺がんでは息苦しさがなくなった、あるいは多くのがんで共通することですが、痛みが軽減するなどの患者さんご自身の自覚症状の改善は、最もわかりやすい治療効果の見方といえます。

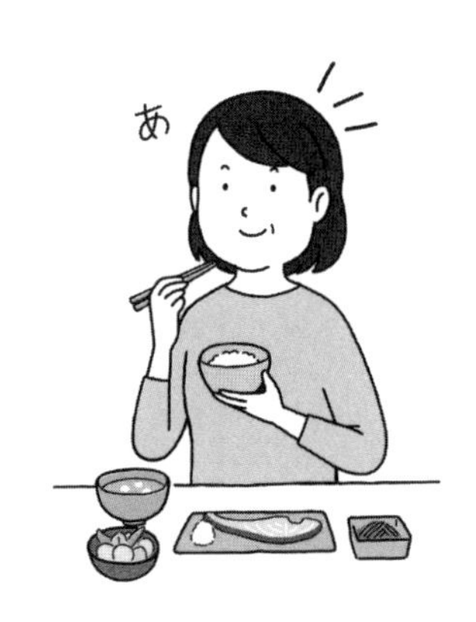

粒子線治療中の生活の注意は？

基本的に普通の生活をしていただいてけっこうです。

外来通院の場合、基本的に照射期間中の通院・治療に要する時間的制約以外の制約はほとんどなく、肉体的・精神的に過度の負担とならない程度であれば、ふだん通り仕事や学業、趣味を続けていただいて結構です。旅行やスポーツも治療に影響しない限りは大丈夫です。

ただし、治療が優先ですので、仕事や趣味のために治療を休むことがないようにしてください。

治療の範囲や抗がん剤との組み合わせによっては、体調が変化することもありますので、事前の放射線腫瘍医による指示を守って治療を受けてください。

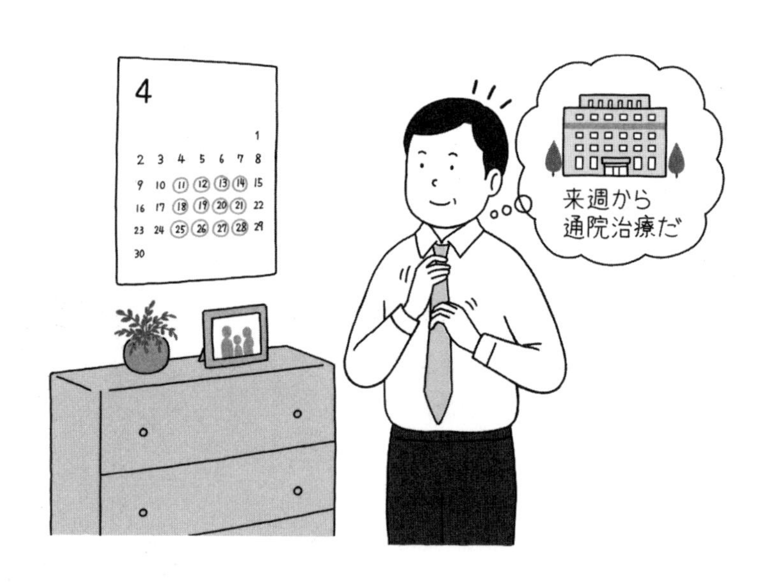

治療中も普通の生活ができる

粒子線治療の副作用

粒子線治療の副作用は？

粒子線治療にも副作用の可能性はあります。副作用には、治療中から終了後まもなくあらわれる急性期副作用と、治療が終わって数ヵ月以降に出る晩期副作用（後遺症）があります。

治療中に出る急性期副作用があらわれる時期はおおよそ決まっており、ある程度予測することが可能です。担当の放射線腫瘍医からの説明を受け、予防できる場合は予防策を講じておくとよいでしょう。

部位ごとの副作用と対処法は？

粒子線治療の副作用

- 皮膚や粘膜など照射された部位に起こりやすい
- すぐにあらわれる急性期副作用と、しばらくしてからあらわれる晩期副作用（後遺症）がある
- 隣接する臓器や正常組織が影響を受けることがある
- 適切な処置をすれば、改善する
- 予防できるものもある

頭や頭頸部の治療による副作用

頭部の治療では頭痛、吐き気、倦怠感、脱毛、皮膚炎などの可能性があります。脳圧降下剤やステロイドの投与を行うことがあります。

鼻や口、のどに粒子線が照射されると粘膜炎、味覚障害、皮膚炎、口腔乾燥などがおこる可能性があります。治療を始めて2〜3週間から症状が出始め、治療を終えて1ヵ月くらいで症状が落ちつくことがほとんどです。口やのどの安静に加えて、うがい薬、吸入薬、飲み薬、塗り薬などで対処します。

皮膚炎は治療開始から2〜3週間くらい経って、粒子線が当たった皮膚が赤くなったり、かゆくなったりすることがあります。塗り薬、かゆみ止め、痛み止めなどを使用して対処します。症状はほとんどの場合、治療終了後2〜4週間のうちに落ちついてきますが、皮膚に軽い色素沈着が長く残ることもあります。また皮膚の乾燥感が続くこともあります。これにはかゆみを伴うこともありますので、保湿軟膏などを使用します。

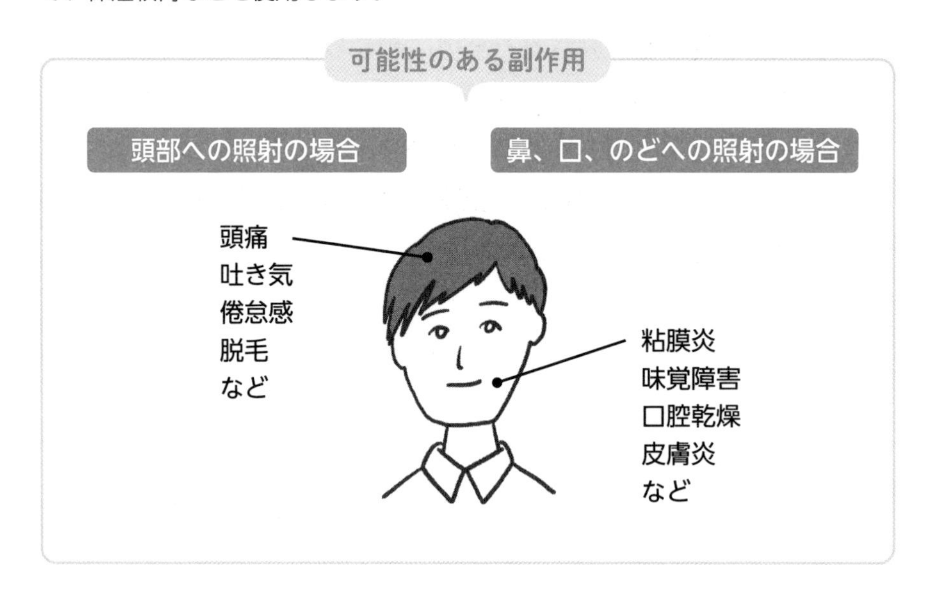

胸部（肺、食道など）に対する治療による副作用

胸部でおこることがある副作用は、放射線肺炎、放射線食道炎などです。

放射線肺炎は肺に放射線が当たることによっておこる肺炎です。治療後数ヵ月くらい経ってから生じることが多く、ほとんどはレントゲンやCT検査で肺炎の影が見えるだけのもので、とくに治療をしなくても時間とともに影が消えていきます。しかし、発熱、咳、息切れなどの症状が出た場合は、酸素投与やステロイドによる治療が必要になることがあります。

放射線食道炎は食道に放射線が当たった場合に食道の粘膜が荒れて飲み込むときにつかえ感や痛みを感じる症状です。粘膜を保護する薬や炎症止めの薬を使って対応します。放射線治療が終わった後、1ヵ月くらいで治まるのが普通です。

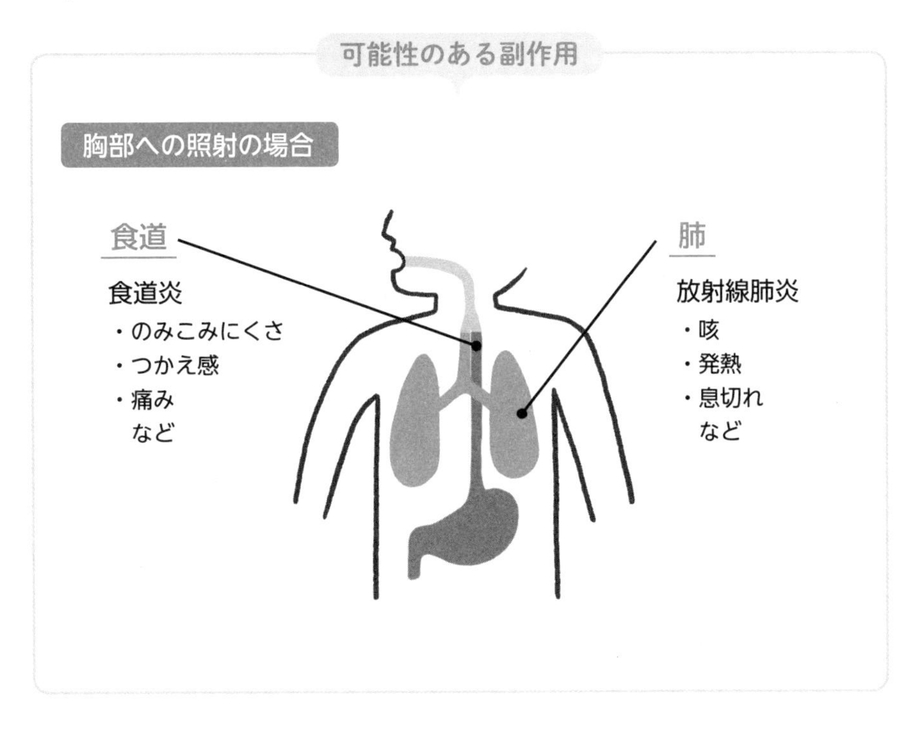

上腹部（肝臓、膵臓など）に対する治療による副作用

肝臓や消化管は放射線の影響を受けやすい臓器です。腹部では、治療するべき部位と胃腸が近接している場合が多くあるので、治療を行うことによって胃の不快感、食欲不振などがおこることがあります。

粘膜を保護する胃薬や抗潰瘍剤などを使って対応します。胃や腸の粘膜に粒子線が強く当たると潰瘍になって痛みが長引くことがあります。

また標的の部分に放射線を絞りやすいという長所から、とくに肝臓への粒子線治療は肝機能低下などの副作用を抑えられると期待されています。

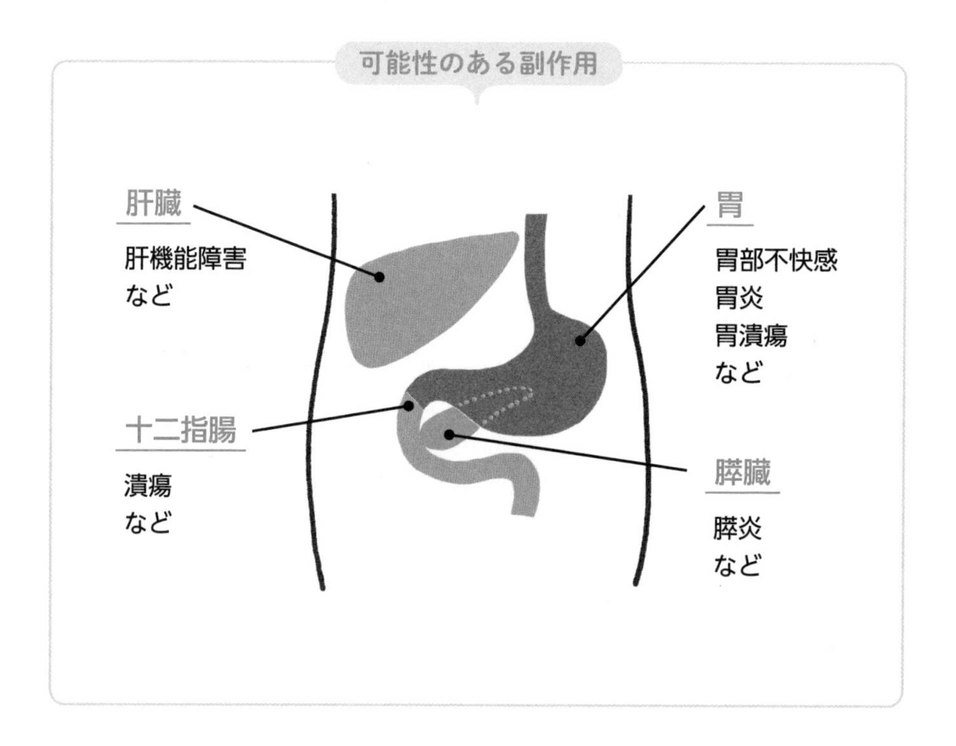

骨盤部（前立腺、子宮、大腸など）に対する治療による副作用

前立腺や子宮、大腸といった骨盤周辺の下腹部への治療では、膀胱や直腸などの正常臓器に粒子線が当たって副作用が出ることがあります。

膀胱や尿道に放射線が当たると、頻尿、尿意切迫（尿意が我慢できない）、排尿痛、尿勢低下、残尿感、血尿などを生じることがあります。

また、直腸に放射線が当たると直腸炎がおこり、軟便、肛門違和感・不快感、排便時肛門痛、排便時出血などが生じることがあります。

副作用が強い場合は薬物治療をすることもありますが、多くは1ヵ月くらいで回復します。

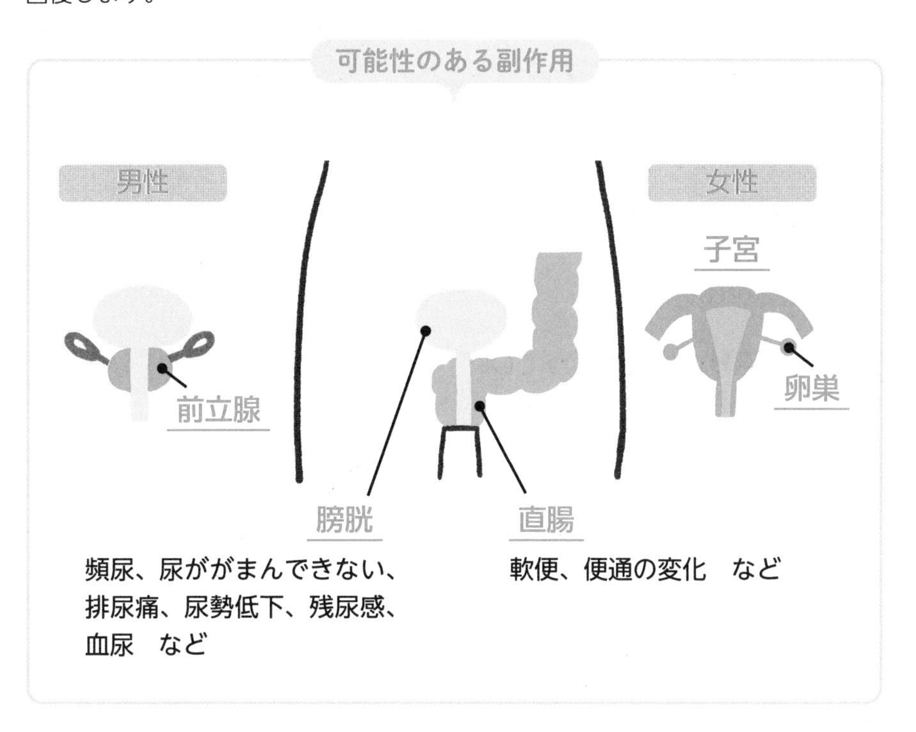

治療後の生活

粒子線治療後の生活は？

治療が終わり、体調が落ちついていたら、ふだん通りの生活ができます。すぐに仕事に戻りたいという人もいるでしょう。もちろん無理のない範囲であれば仕事をすることも可能です。しかし、これまでみてきたように副作用もゼロではないため、体の回復を助けるよう、栄養や休養に気をつけましょう。

口、のど、食道、胃や腸などの消化器に粒子線が当たった治療を受けた方は、とくに治療後３ヵ月くらいまでは刺激のあるものや消化の悪いものを避けるなど食事に気をつけましょう。飲酒は過量でなければ大丈夫ですが、治療部位により制限がある場合もあります。口、のど、肺の治療後の方はぜひ禁煙を守ってください。そのほかの部位の治療を受けられた方も、この機会にぜひ禁煙しましょう。

粒子線の副作用は、粒子線が当たった場所にしかおこらないのが普通です。ですから、粒子線治療を受けた場所や範囲によって生活上の注意は違います。他の患者さんのことが別の人に当てはまるとは限りませんので、他の人の話を聞くより、医師にもらった説明書きやパンフレットを読み直す、医師や看護師に質問す

ふだん通りの生活を送ってOK

口、のど、食道、胃や腸などの消化器に粒子線が当たった方は、しばらくは以下に気をつける

- 刺激物を避ける
- 飲酒はほどほど
- 禁煙

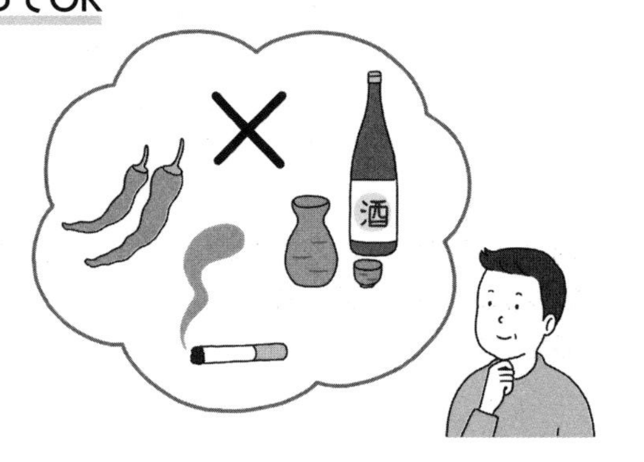

るなどして、ご自身に当てはまる注意事項を守ることが肝心です。

粒子線治療の後遺症は？

粒子線治療にもまれですが後遺症（後になっておこる副作用）の可能性はあります。後遺症のあらわれ方は粒子線が当たった場所や粒子線の量によって違います。

やはり医師にもらった説明書きやパンフレットを読み直す、医師や看護師に質問するなどして、ご自身に可能性のある事項に注意しておくとよいでしょう。

何か症状があって心配なときは、放射線腫瘍医を受診して症状が粒子線治療と関連があるか確認し、関連がある場合は適切な治療を受けてください。

後遺症治療に使用される薬剤として一般的なのは炎症を抑えるステロイド剤です。その他、血液中の酸素量を増加させる高気圧酸素療法など、症状に合わせた治療や手術などが行われます。

後遺症かな？と思ったら

- パンフレット、注意事項を確認する
- 相談する
- 早めに適切な処置を受ける

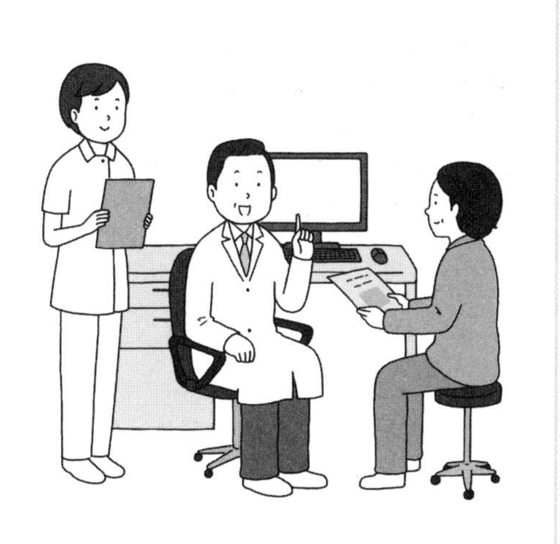

粒子線治療が受けられる医療機関

粒子線治療施設

ここでは、実際に粒子線治療を行っている施設を紹介します。
2023年現在、陽子線、重粒子線あわせて全国に26の施設があります。

●相澤病院　陽子線治療センター P.136
●福井県立病院
陽子線がん治療センター P.138
●京都府立医科大学附属病院
永守記念最先端がん治療研究センター P.144
■大阪医科薬科大学
関西BNCT共同医療センター P.146
◆大阪重粒子線センター P.148
●大阪陽子線クリニック P.150
◆●兵庫県立粒子線医療センター P.154
●兵庫県立粒子線医療センター附属
神戸陽子線センター P.156
●岡山大学・津山中央病院共同運用
がん陽子線治療センター P.158 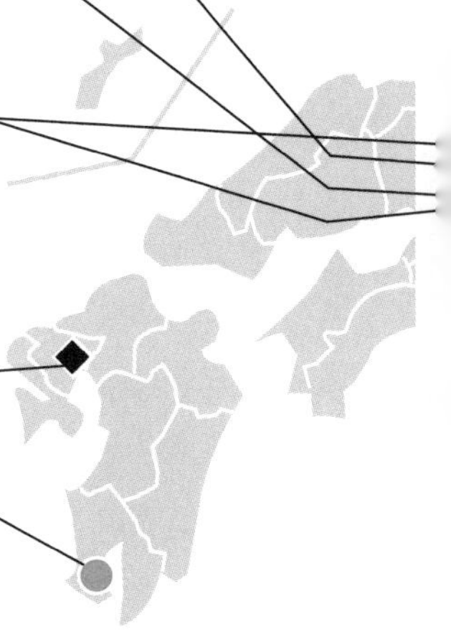
◆九州国際重粒子線がん治療センター P.160
●メディポリス国際陽子線治療センター P.162

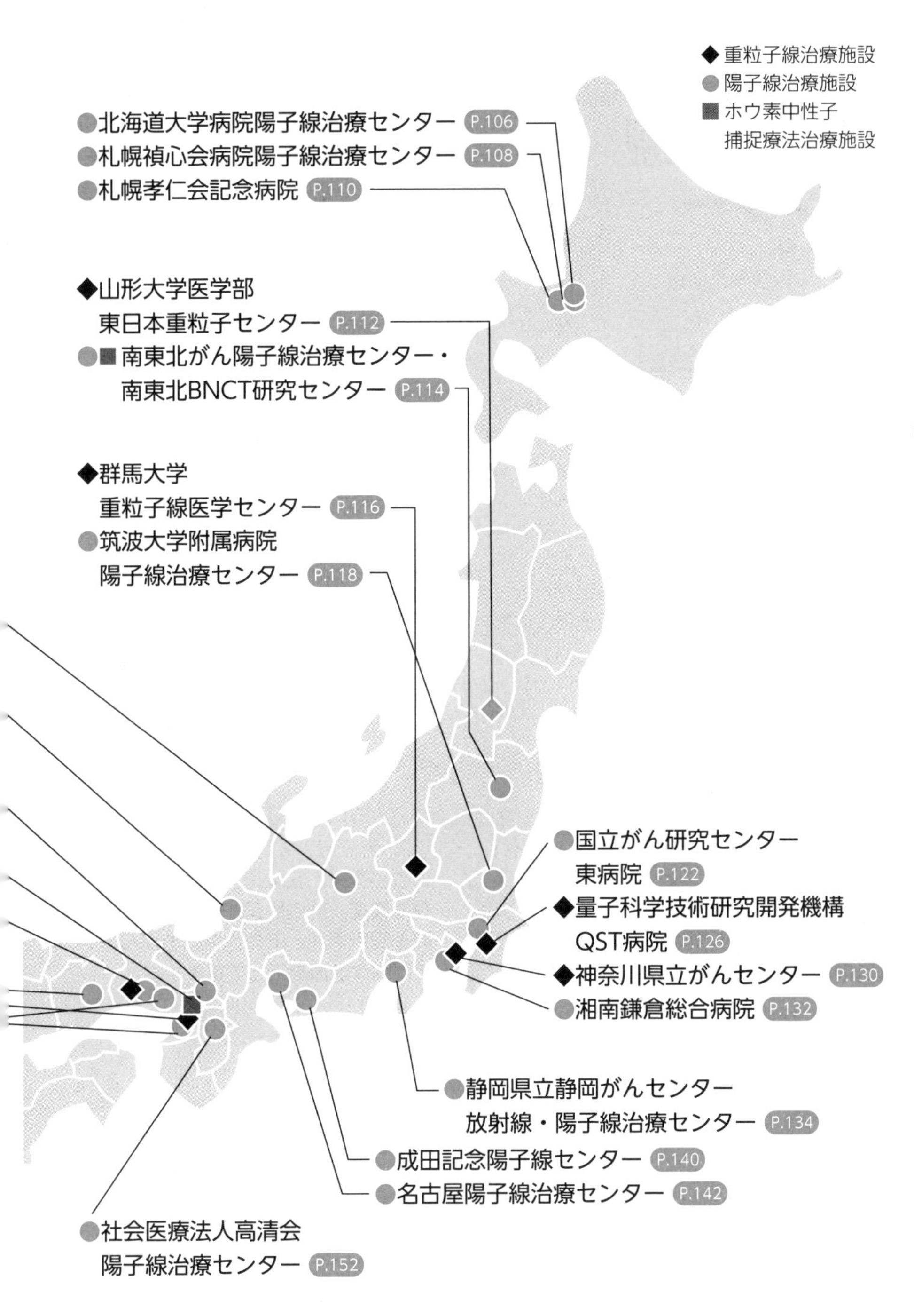
◆重粒子線治療施設
●陽子線治療施設
■ホウ素中性子
捕捉療法治療施設
●北海道大学病院陽子線治療センター P.106
●札幌禎心会病院陽子線治療センター P.108
●札幌孝仁会記念病院 P.110
◆山形大学医学部
東日本重粒子センター P.112
●■南東北がん陽子線治療センター・
南東北BNCT研究センター P.114
◆群馬大学
重粒子線医学センター P.116
●筑波大学附属病院
陽子線治療センター P.118
●国立がん研究センター
東病院 P.122
◆量子科学技術研究開発機構
QST病院 P.126
◆神奈川県立がんセンター P.130
●湘南鎌倉総合病院 P.132
●静岡県立静岡がんセンター
放射線・陽子線治療センター P.134
●成田記念陽子線センター P.140
●名古屋陽子線治療センター P.142
●社会医療法人高清会
陽子線治療センター P.152

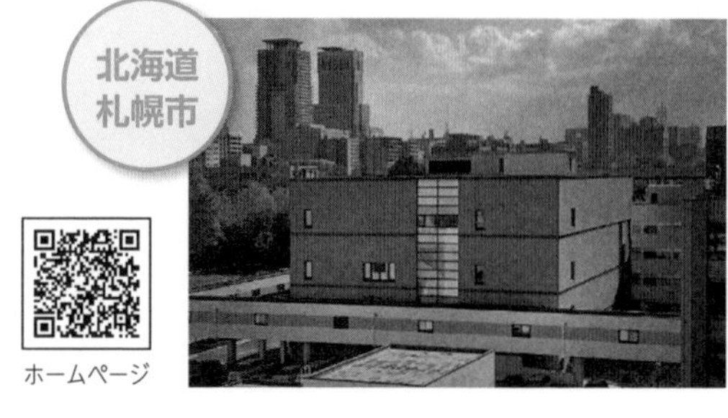

北海道
札幌市

北海道大学病院陽子線治療センター

ホームページ

〒060-8648
札幌市北区北14条西5丁目　TEL 011-716-1161　FAX 011-706-7963

施設の特徴

当院は「動体追跡照射技術」と「スポットスキャニング法」という技術を組み合わせた世界初の陽子線治療装置を株式会社日立製作所と共同で開発しました。強度変調陽子線治療（IMPT）やコーンビーム（CB）CT撮影にも対応した、小型化・省エネルギー化された装置を大学病院の敷地内に設置し、最先端の検査や他の治療法を組み合わせた集学的な診療と看護を実現しています。

呼吸などで動く大きな腫瘍に対しても高精度照射が可能で、実時間画像同期陽子線治療（RGPT）として肝臓がん、肺がん、膵臓がん、前立腺がんなどの患者さんに実施しています。また北大病院は北海道ブロック唯一の小児がん拠点病院で、小児腫瘍の陽子線治療にも重点的に取り組んでおり、麻酔科管理による全身麻酔下での照射にも対応しています。近年保険適用となった小児腫瘍、前立腺がん、頭頸部がん、骨軟部腫瘍、肝臓がん、膵がん、大腸がん術後局所再発の患者数は増加傾向で、海外の患者さんも積極的に受け入れています。

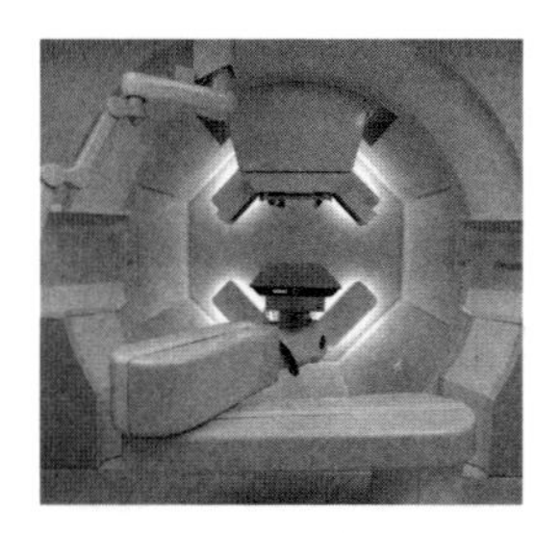

陽子線治療担当医

- 日本放射線腫瘍学会（JASTRO）陽子線治療の疾患別統一治療方針に準じて、前立腺がん、肝臓がん、小児腫瘍、頭頸部がん、骨軟部腫瘍、脳腫瘍、頭蓋底腫瘍、食道がん、肺がん、縦隔腫瘍、肝内胆管がん、膵がん、膀胱がん、大腸がん術後局所再発、その他の固形がんのそれぞれに担当医が専門的な治療を行っています。

基本データ

設立年●2014年（治療開始）
病床数●18床（附属病院と連結）
陽子線治療室数●1室
放射線治療科医師数●16人
診療放射線技師数●10人
医学物理士数●7人
看護師数●12人

患者さんへのメッセージ

当院ではお勧めする治療法について、放射線治療医以外の各科専門医を加えた検討会（キャンサーボード）で一例一例、慎重に決定し、ご本人・ご家族への詳しい説明と同意の上で実施しております。陽子線治療に関わる多職種がチームワークを組んで、治療前・中・後を通して患者さんに良質なクオリティー・オブ・ライフをお届けできるよう努力いたします。（陽子線治療センター長　青山　英史）

治療実績データ

陽子線治療による患者数(人)

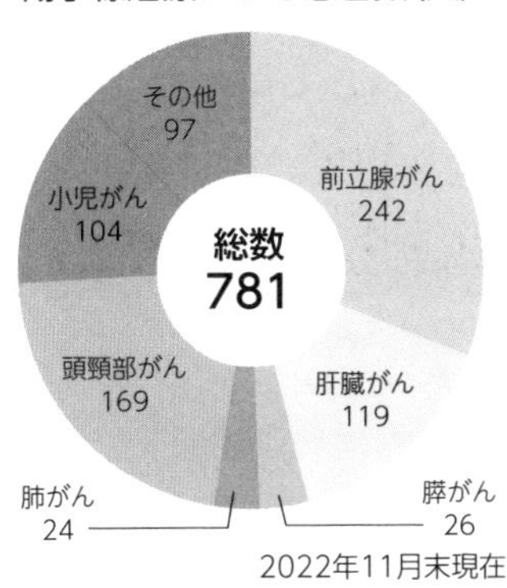

2022年11月末現在

受診の申込方法

当院は新来予約制・原則紹介制となっておりますので、現在受診中の医療機関(かかりつけ医)を通して、FAX申込による事前予約の手続きをお願い致します。詳細につきましては当院HPをご参照ください。

連絡先▶北海道大学病院　医事課新来予約受付担当・紹介予約
FAX▶011-706-7963
受付時間(診療時間と異なる場合)▶
平日　8：30〜17：00
(16：30以降の受付は翌日対応になります。)
当院HP　初診の方へ▶
https://www.huhp.hokudai.ac.jp/outpatient_first/

初診時に持参いただくもの

- 紹介状（診療情報提供書）
- 病理レポート
- CTやMRIなどの画像データのコピー（DVD、もしくはCD-R）
- 保険証、各種医療証
- 感染症の最新検査結果のコピーやお薬手帳、もしくは薬剤情報提供書

疾患等によっては下記も必要となることがあります。

- 照射録・線量分布〔放射線治療歴のある場合〕
- プレパラート（病理標本）〔前立腺がん・骨軟部腫瘍の場合〕

治療費について

保険診療または先進医療となります。先進医療の費用は284万円が基本となり、健康保険適用外のため、全額が患者さんの自己負担となります。ただし、陽子線治療中に受ける診察や検査・投薬などは、健康保険や国民健康保険など公的医療保険の対象となり、患者さんの一部負担(3割など)となります。

お問い合わせのご案内

現在、患者さん・ご家族からのお問い合わせは停止させていただいております。ご不便をおかけし大変恐縮ですが、ご了承の程、何卒宜しくお願いいたします。治療方針に関しては主治医の先生とよくご相談ください。

医療関係者の方からの陽子線治療に関する患者さんのご紹介・お問い合わせは、当センターHPの医療関係者の方専用お問い合わせフォームからお願いいたします。

https://www.huhp.hokudai.ac.jp/proton/contact/medical_personnel.html

交通のご案内

電車●JR札幌駅下車　タクシー約5分　徒歩約15分
地下鉄 南北線　北12条駅下車　徒歩約6分
北18条駅下車　徒歩約8分
東豊線　北13条東駅下車　徒歩約15分
新千歳空港〜札幌駅まで　JR利用　約40分
バス利用　約80分
駐車場●あり
その他●お車でお越しの場合は、カーナビで代表電話「011-716-1161」で検索ください。
https://www.huhp.hokudai.ac.jp/access/

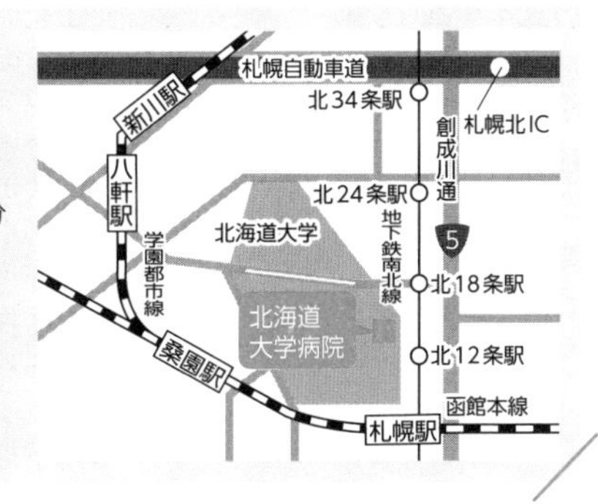

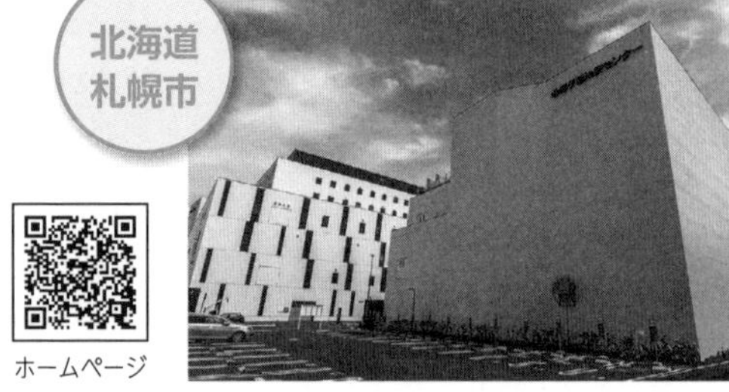

札幌禎心会病院 陽子線治療センター

ホームページ

〒065-0033
札幌市東区北33条東1丁目3-1　TEL 011-712-1131　FAX 011-751-0239

施設の特徴

札幌禎心会病院は2015年11月に設立された非常に新しい病院です。札幌市の中心部に位置し、がん・脳卒中・心臓病という三大疾患を中心とした診療を行っています。その中でがん治療における治療の一柱を担う存在として陽子線治療センターが設立されました。札幌禎心会病院における陽子線治療はワブラー法とスキャニング法という二つのビームを切り替えられることを最大の特徴としており、多くの部位・がん腫の治療を可能にしています。一部の疾患では、強度変調陽子線治療(IMPT)による治療が始まりました。また陽子線治療室に診断用CT装置やコーンビームCTを備え、画像誘導陽子線治療を積極的に行っています。結果として高いがんの制御率と低い副作用発生率の両立に大きく貢献しています。また当院ではIMRTに代表されるエックス線治療、高圧酸素療法や温熱療法装置なども備え、抗がん剤治療に代表される全身療法も積極的に行い、複数の科が協力しながら総合的ながん治療を推進しております。

陽子線治療担当医

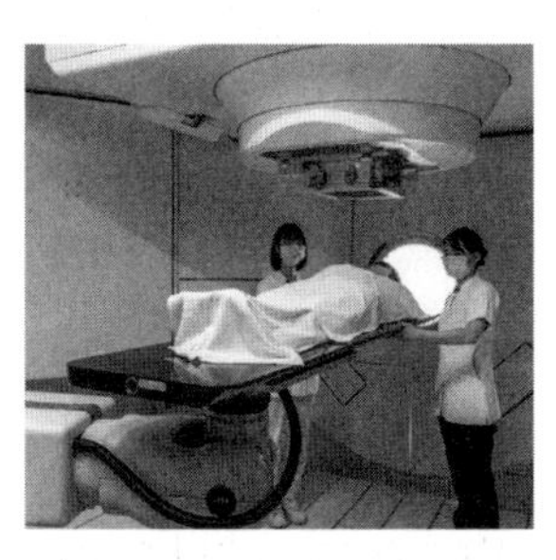

- 髙木 克(放射線治療専門医、医学博士、がん治療認定医、医学物理士)
  主たる担当領域：前立腺がん、頭頸部がん、骨軟部腫瘍、肝胆膵領域、消化器系腫瘍、希少がんなど
- 高田 優(放射線治療専門医、医学博士、がん治療認定医)
  主たる担当領域：前立腺がん、頭頸部がん、原発性肺がん、消化器系腫瘍など

基本データ

設立年●2015年
病床数●10床
陽子線治療室数●1室
放射線科医師数●2人
診療放射線技師数●9人
医学物理士数●2人
看護師数●4人

患者さんへのメッセージ

上記の設備的な特徴に加え、当院では最寄りの地下鉄駅から徒歩5分という立地も大きな長所になっています。エックス線治療と比較して治療中の副作用が少なく、多くの患者様で外来通院での陽子線治療が可能です。今までの大型治療装置では都市部での設置は困難でしたが、近年の小型化により患者様が通いやすい病院での陽子線治療が可能になってきております。実際に当院でも多くの患者様は外来通院で、仕事や家事を続けながら治療を受けられています。これらの特長を活かしながら、我々スタッフ一同、小回りが効き、きめ細やかな対応が可能な陽子線治療センターを目指し、日々の治療を行っています。（センター長 髙木 克）

治療実績データ

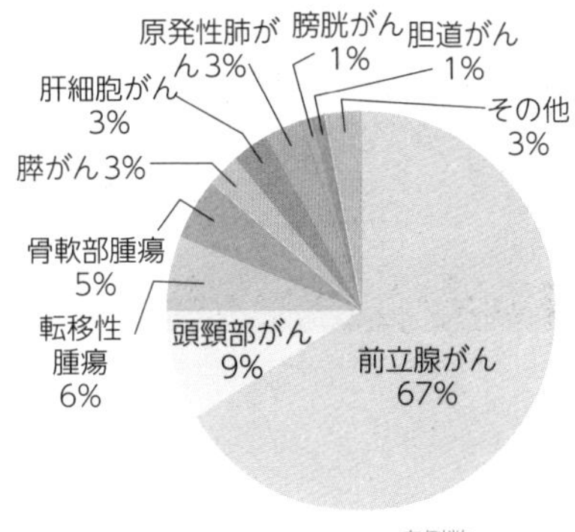

	症例数
前立腺がん	424
頭頸部がん	60
転移性腫瘍	40
骨軟部腫瘍	29
膵がん	21
肝細胞がん	20
原発性肺がん	18
膀胱がん	7
胆道がん	6
その他	16
計	641件

2015年の設立～2022年11月末現在

受診の申込方法

当院の初診予約は紹介元医療機関からのFAX申込による紹介予約制となっています。FAXでご提供いただいた情報をもとに、担当医が受診の可否について判断の上、一両日中にご連絡いたします。

また、紹介状がお手元にある場合、患者さんからの電話でのお申込みも承っております。

連絡先▶札幌禎心会病院　陽子線治療センター
TEL▶011-712-1134
FAX▶011-712-1153
予約受付時間▶平日　9：00～17：00

初診時に持参いただくもの

- 診療情報提供書（紹介状）
- CTやMRIなどの画像データのコピー（CD-R）
- 病理診断レポート
- 病理プレパラート
  ※前立腺がん症例の場合、可能であれば。使用後返却致します。
- 照射録・線量分布〔放射線治療歴のある場合〕
- 保険証、各種医療証
- お薬手帳

治療費について

1. 保険診療対象疾患：頭頸部がん（口腔咽頭扁平上皮がんを除く）、肝細胞がん（4cm以上）、肝内胆管がん、切除不能膵がん、大腸がん術後再発、骨軟部腫瘍、小児がん
- 治療費は保険適用で、年齢に応じて1～3割負担となります。

2. 先進医療対応疾患：頭頸部がん（口腔咽頭扁平上皮がん）、原発性肺がん、転移性腫瘍（肺、肝臓、リンパ節）など
- 先進医療技術費は290万円がかかります。その他検査や入院費などは保険適用になり、1～3割負担となります。

3. 自由診療：その他の癌種、病態
- 先進医療技術費290万に加え、保険請求部分も10割負担になります。

※それぞれの適応条件等につきましてはパンフレット及びHP等にてご確認ください。

電話相談のご案内

初診までの患者さんを対象に、陽子線治療や受診方法についてのご相談をお受けしています。

TEL▶011-712-1134

受付時間……平日　9：00～17：00

- 混みあうことがありますので、時間をおいておかけ直しください。
- 治療適応などの判断を電話で行うことはできません。

交通のご案内

電車●札幌市営地下鉄 南北線「北34条駅」下車、2番出口から徒歩5分（札幌駅からお越しの方は、南北線「さっぽろ」駅から麻生行きに乗車、「北34条駅」で下車、2番出口から徒歩5分）

バス●北海道中央バス「札幌禎心会病院」下車　対象路線：東76・78、屯田線02、ひまわり団地線28、花畔団地線16篠路駅前団地線36、石狩線、あいの里・篠路線22、札厚線。花川南団地線14・60

新千歳空港から●
①JAL、ANA、国際線各到着口前から北海道中央バス「北24条・麻生行き」乗車、「札幌禎心会病院」下車
②JR「新千歳空港駅」から札幌行きに乗車、「札幌駅」下車、地下鉄南北線「さっぽろ駅」から麻生行きに乗車、「北34条駅」下車、2番出口から徒歩5分

高速道路から●札幌自動車道「札幌北インターチェンジ」上下各出口から約1分

駐車場●あり

ホームページ●https://www.teishinkai.jp/thp/yousisen-page10/

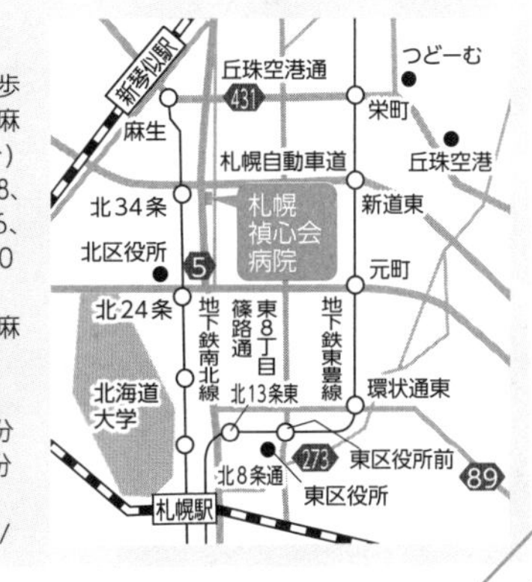

社会医療法人孝仁会

札幌孝仁会記念病院

(旧北海道大野記念病院)

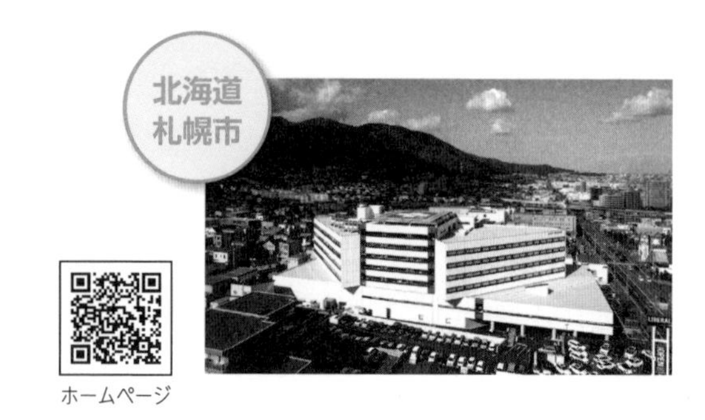

ホームページ

〒063-0052
北海道札幌市西区宮の沢2条1丁目16番1号　TEL 011-665-0020(代表)

施設の特徴

札幌高機能放射線治療センター:すべてのがん患者様のために高いレベルで機能していく機関。
2016年新病院の開設に伴い、がん治療の先鋒として小型スキャニング陽子線治療を導入しました。治療機は世界シェアNo.1メーカーiba社製のプロテウスワン。陽子線特有のピンポイント治療(ブラッグピーク効果)と高速スキャニング技術は高いレベルで治療効果を得ることと正常な組織・臓器を守ることを可能としています。また陽子線治療の強みはもちろん、他の治療法との併用や専門診療科との連携、通院・入院での治療しやすさなど、効果的かつ患者様に寄り添う粒子線治療を目指しています。

陽子線治療担当医

- 陽子線治療は保険診療、先進医療、自由診療の3つの方法で提供しています。
- 対象となるすべての症例で専門領域の医師と適応を協議し、協力しながら治療に当たっています。

基本データ

設立年●2016年
(2018年陽子線治療開始)
病床数●276床
陽子線治療室数●1室
放射線科医師数●3人
診療放射線技師数
(放射線治療担当●7人)
医学物理士数●2人
看護師数●4人
(放射線治療専従)

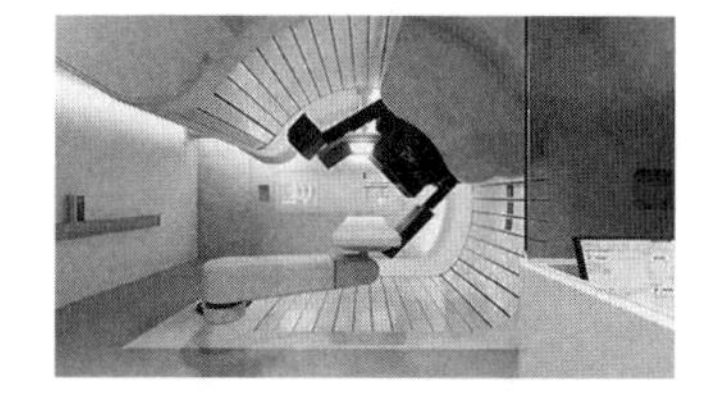

患者さんへのメッセージ

粒子線治療は免疫機能を守る。放射線治療はがん細胞を傷害することでがん免疫を促進する働きがあります。その放射線治療の大きな弱点の一つは免疫細胞自身が極めて放射線に弱いことでした。当然この問題を解決するさまざまな努力が続けられてきました。二つの工夫があります。腫瘍にピンポイントで集中した照射は周囲の正常組織の中にある免疫細胞を傷害しません。また、回数の少ない照射は、全身を循環する血液・免疫細胞を傷害する回数が少ないので多くの細胞が悪影響を逃れます。周りの正常組織にある放射線に弱い免疫細胞がそれだけ温存される結果、照射の回数を減らしにくい食道がんの放射線化学療法でも、陽子線を使った場合には、免疫細胞が有意に温存されるということが報告されました(Zhu C. JCO 2021)。さらに、多くの腫瘍では、粒子線治療は少回数の治療プロトコールが成立しています。今までになかった免疫温存効果を持った放射線治療が陽子線治療・炭素イオン線治療という形ですでに今実現しているのです。
(センター長　岸 和史)

治療実績データ

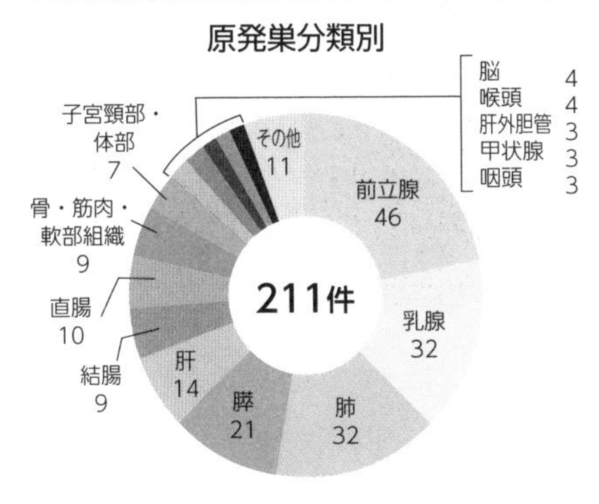

2018年11月～2022年11月末現在

受診の申込方法

当科は完全予約制です。必ず事前に電話またはメールにて受診の予約をお取りください。

当科の受診に際しては、かかりつけの主治医の先生とよくご相談した上でお問い合わせ願います。

詳細は下記連絡先、または当センターのホームページをご参照ください。

問合せ先▶北海道大野記念病院　札幌高機能放射線治療センター
TEL▶011-676-7419
メールフォーム▶
https://kojinkai-safra.jp/inquiry/appointment.html
予約受付時間▶平日　9：00～17：00

・メールでのお問い合わせの場合、返信が翌日以降となる場合がございます。
・返答が遅い場合やお急ぎの場合は電話（011-676-7419）にてお問合せ願います。

初診時に持参いただくもの

- 保険証、各種医療証
- 診療情報提供書（紹介状）
- CTなどの画像データ（CD-R）や検査結果、お薬手帳など
- 照射録・線量分布〔放射線治療歴のある場合〕

治療費について

費用は保険診療、先進医療、自由診療の3区分に分かれます。照射回数に関係なく、一つの治療部位に一連の治療として陽子線治療技術料がかかります。このほか治療に必要な検査や入院費など一般保険診療と共通する部分の費用がかかります。

ご相談について

ご相談したいこと、疑問点などがございましたら、お問い合わせメールフォームにて受け付けております。返信は翌日以降となります。お急ぎの場合は電話（011-676-7419）にて受け付けております。

お問い合わせフォーム▶
https://kojinkai-safra.jp/inquiry/inquiry.html

- 個人情報については相談内容の回答のみに使用し、相談者に無断で第三者には提供いたしません。
- 相談内容によっては提携先の機関に開示する場合がございます。
- 相談は電話のみとなります。面談での相談は行っていません。
- ホームページ内の「よくあるご質問」もご参考ください。

交通のご案内

地下鉄●札幌市営地下鉄「宮の沢」駅下車、徒歩約6分（ちえりあまで地下直結）
バス●JR札幌駅前バスターミナル（小樽行き）から「西町北20丁目」下車徒歩3分
車●JR札幌駅から道道124号線（旧5号線）で約25分
新千歳空港から高速道路で約60分（札樽自動車道新川インター下車約10分）
※自動二輪車のご利用はできません。敷地内に駐車スペースがございませんので予めご了承ください。
駐車場●Times駐車場（24時間営業）乗用車92台
その他●お車でお越しの場合は、カーナビで代表電話「011-665-0020」で検索ください。
https://ohno-kinen.jp/contents/outline/access.html
もしくは「SAFRA　アクセス」で検索

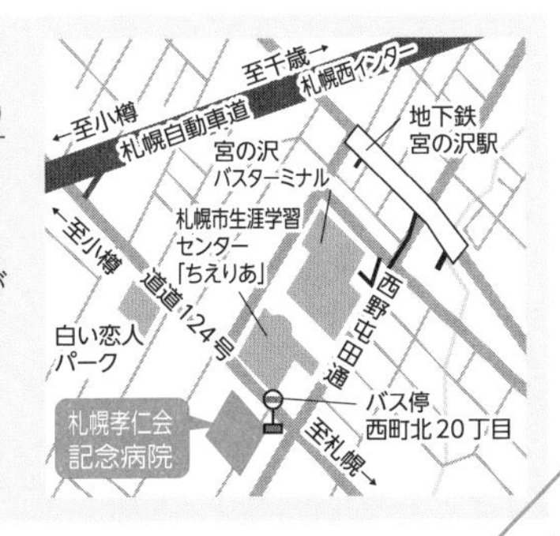

山形大学医学部東日本重粒子センター

山形県
山形市

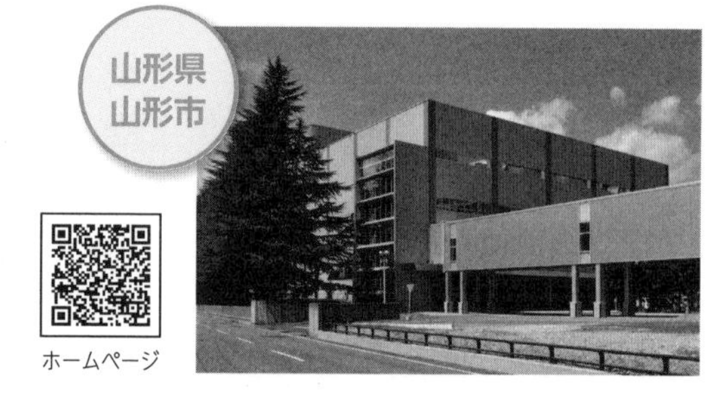

ホームページ

〒990-2331
山形県山形市飯田西２丁目２-２ 駐車場　TEL 023-628-5404　FAX 023-628-5161

施設の特徴

当センターは、山形大学医学部附属病院に併設され、東北・北海道地区における唯一の重粒子線がん治療施設として、2021年２月より重粒子線治療を実施しております。当センターの特長としては、山形大学医学部附属病院と渡り廊下で直接往来ができるため、附属病院との連携を活かして、心臓病や糖尿病などの合併症のある方でも安心して治療を受けられる診療体制ができていることです。

当センターの治療室は、前立腺がんの重粒子線治療を行う『固定照射室』と前立腺がん以外の治療を行う『回転ガントリー照射室』の２室構成です。『回転ガントリー装置』は世界で3台目となる世界最小の装置であり、360°どの方向からでも照射することができるため、患者さんは楽な体勢で治療を受けることができ、治療中の精神的・身体的なストレスは軽減されております。

2021年2月から前立腺がんに対する重粒子線治療を開始し、2022年5月からは頭頸部腫瘍に対して、7月からは大腸がん術後骨盤内再発と骨盤部の骨軟部腫瘍に対しての治療を開始しました。さらに10月からは当初予定していた全対象疾患の受け入れを開始しています。

重粒子線治療担当医

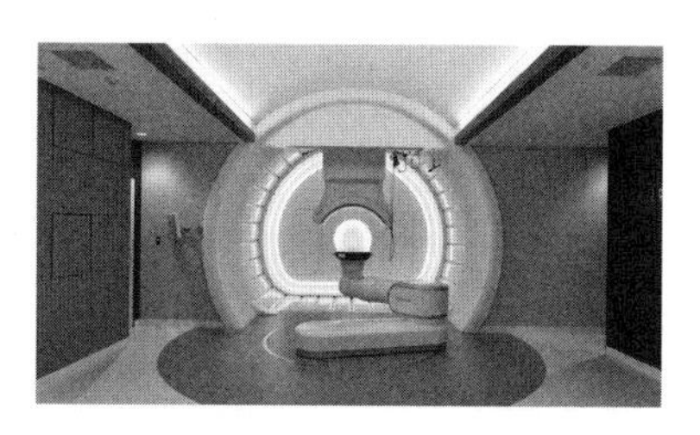

- 先行施設での重粒子線治療の臨床経験を有する放射線治療専門医が、複数の領域を担当し対象疾患の専門的な治療を行っています。
- 重粒子線治療担当医は、大学病院の他の診療科とも密に連携して診療を行っています。

基本データ

設立年●2020年
放射線治療科病床数●６床
重粒子線治療室数●２室
放射線治療科医師数●10人
診療放射線技師数●47人
医学物理士数●７人
看護師数●13人

患者さんへのメッセージ

山形大学医学部東日本重粒子センターでは総合病院である大学病院の資源もフルに活用して、安心・安全な重粒子線の提供に努めております。また、当センターは、東北、北海道地区では初めてとなる重粒子線治療施設です。地域のがん医療の貴重な資源ですので、重粒子線治療を治療選択肢として考えていただき、有効に活用していただければ幸いです。（センター長　根本 建二）

治療実績データ

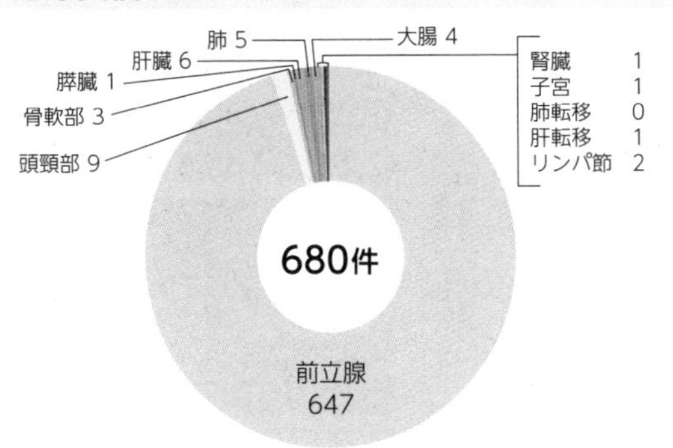

2021年2月〜2022年11月末現在

受診の申込方法

当院の重粒子線治療は、完全予約制です。紹介元医療機関からのFAXによる紹介情報をもとに、担当医が受診の可否について判断の上、15分程度で本院の予約票を当該医療機関にFAX返信いたします。当該予約票に記載の日時に来院してください。なお、外来予約申込書様式は、当センターHPからダウンロードできます。

詳細は下記の問い合わせ先へご連絡、または当院HPをご参照ください。

連絡先▶山形大学医学部附属病院地域医療連携センター
TEL▶023-628-5160
FAX▶023-628-5161
HP▶https://www.id.yamagata-u.ac.jp/nhpb/index.html

予約日までに以下の書類を各紹介元医療機関から当センターに郵送願います。

●診療情報提供書（紹介状）●CTやMRなどの画像データ（CD-R）●画像診断レポート●病理診断レポート●プレパラート（前立腺がんに限る）

初診時に持参いただくもの

- 予約票
- 保険証、各種医療証
- お薬手帳

治療費について

保険診療、あるいは一部の疾患については先進医療になります。先進医療の場合、照射回数に関係なく、重粒子線治療の技術費が314万円となります。このほか、検査や入院費など一般保険診療と共通する部分の費用がかかります。

お問い合わせのご案内

TEL▶
023-628-5404
受付時間 ………………
平日　9：00〜17：00

- 面談での相談は行っていません。
- 治療適応などについての判断を行うことはできません。

交通のご案内

電車●JR山形駅（山形新幹線、山形線、仙山線、左沢線）
バス●山形駅東口４番乗り場から「大学病院・東海大山形高」行き乗車、「大学病院」下車　すぐ
仙台駅西口23番乗り場から「上山」行き高速バス乗車、「大学病院口」下車　徒歩6分
タクシー●山形駅東口から約10分
車●山形自動車道　山形蔵王ICより15分
東北中央自動車道　山形上山ICより15分
駐車場●あり
その他●お車でお越しの場合は、カーナビで代表電話「023-633-1122」で検索ください。
https://www.id.yamagata-u.ac.jp/nhpb/access/index.html

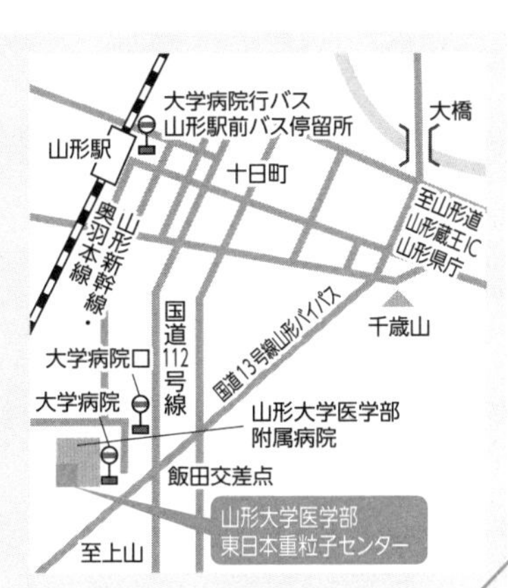

福島県
郡山市

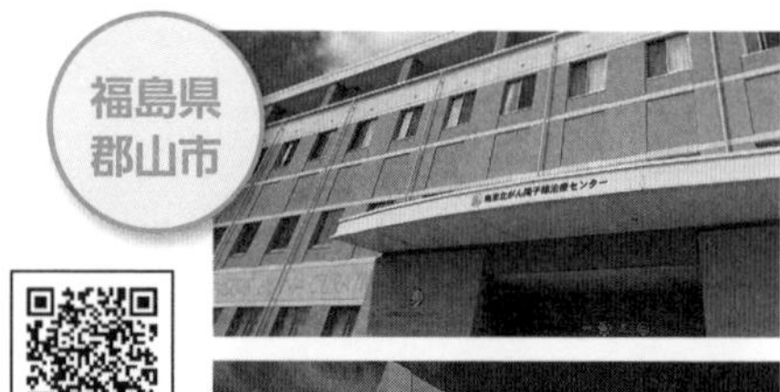

一般財団法人
脳神経疾患研究所附属南東北がん陽子線治療センター/南東北BNCT研究センター

ホームページ

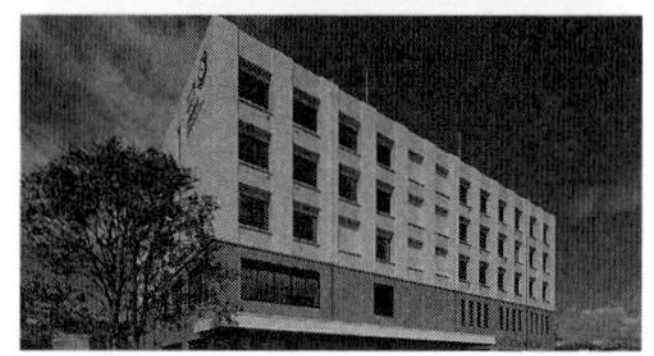

〒963-8052
陽子線センター　福島県郡山市八山田7-172　TEL 024-934-3888（代表）　FAX 024-934-5393
BNCTセンター　福島県郡山市八山田7-10　TEL 024-934-5330（代表）　FAX 024-934-5423

施設の特徴

陽子線治療センターおよびBNCT研究センターは、グループの中核である南東北病院と一体となっており、化学療法を始めとする他の治療と併用することで、治癒率向上を目指した治療を行っています。「全ては患者さんのために」「切らずに治すだけではなく、切れないがんをも治す」「郡山から全国・世界へがん治療の光を放つ」という理念の基、粒子線治療の臨床・研究に日々あたっています。従事する放射線治療医、医学物理士の数は世界的にみても多く、高度な治療プランの立案、ビームの高精度管理、安全性の確保といった面で充実しており、安心して治療を受けることができます。治療を受ける患者さんは連日の受診の場合は同じ施設内のホテルやレストランを利用することができ、利便性も大変良好です。

治療担当医

陽子線センターでは、10名の常勤医が陽子線、リニアック、小線源、サイバーナイフ等の治療に携わっています。臨床と技術、物理の様々な側面から最適な照射法を検討し、最良の結果を導くべく日々努力しています。BNCTセンターでは、3名の放射線治療専門医かつBNCT認定医がBNCTの治療に専従しています。BNCT担当医は診療のみならず、医学物理や生物学などの基礎研究の経験も豊富で、常に最新の研究成果を診療に反映させています。

基本データ

開設年●BNCTセンター 2015年/
陽子線センター 2008年
病床数●総合南東北病院および陽子線センター(19床)の病床を利用
治療室数●BNCT 2室/ 陽子線 3室
放射線科医師数●BNCT 3名/陽子線他 5名
専任診療放射線技師数●
BNCT 1名/陽子線 18名/ リニアック他 7名
専任医学物理士数●
BNCT 4名/陽子線 4名/リニアック他 1名
看護師数●BNCT 4名/陽子線 15名/
リニアック他 2名

患者さんへのメッセージ

がんの治療は決して簡単なものではありません。その人その人の特性や価値観に合わせた治療が望まれるものであり、一人の担当主治医の方針が正しいとは限りません。BNCTや陽子線治療に加え、さまざまな併用治療が行える当センターでは、各診療科の専門医と協力しながら治療を実践しています。まだ新しい治療であるBNCTは、主治医の先生の理解度によっては残念ながら患者さんにBNCTの治療自体をご提案いただけないこともあります。遠方にお住まいだからといってためらうことはありませんので、積極的にご相談ください（診療所長　廣瀬勝己）

治療実績データ

BNCTセンター	保険診療	174件
	治験・その他	37件
	合計	211件

陽子線治療実績

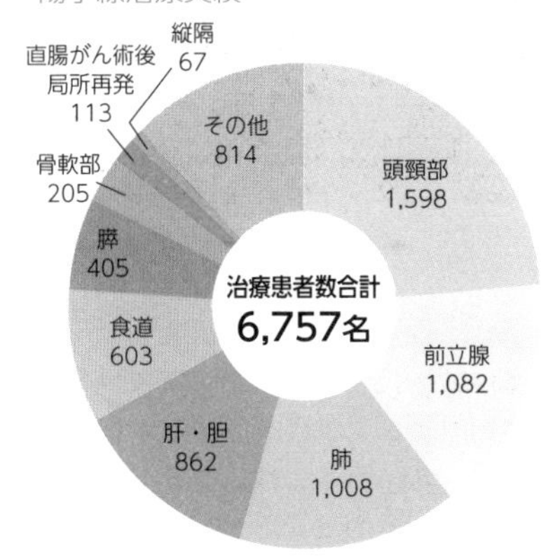

2008年10月開院以降～2022年11月末現在

受診の申込方法

陽子線治療センターへの初診では、予め紹介元医療機関から十分な診療情報を送付・ご提供いただき、予約制で受診いただいております。お急ぎの場合は紹介元医療機関からの診療情報提供書をご持参いただき受診いただくことが可能ですが、事前のご連絡が必要です。

BNCTセンターの初診は、紹介元医療機関からの診療情報を提供いただいた上で、適応のある場合に限り予約制で行っております。ご自身の病気が治療の適応になるかどうかをお知りになりたいときは、まずはホームページのお問い合わせページから必要な情報をお送りください。

初診時に持参いただくもの

- 保険証、限度額適用認定証
- 主治医から預かっているデータ
- 初診申込書、問診票
  (当院から予めお送りするもの)

治療費について

陽子線治療については、先進医療と保険診療で実施しており、先進医療はひとつの治療に対して技術料288万3千円をお支払いいただきます。この金額に加えて、診察・検査・投薬・入院費などが必要となります。保険診療適応疾患の場合は公的医療保険を用いて治療をお受けいただけます。BNCTについては、再発頭頸部がんに対するBNCTは保険診療として実施されております。陽子線治療、BNCTいずれも保険診療で行う場合は高額療養制度が適用され、年収に合わせて数万円から30万円程度のご負担となります。臨床試験として実施されている疾患では、臨床試験として定められた負担額をお支払いいただきます。

電話相談のご案内

陽子線治療センターでは、陽子線治療に関するご相談を電話とメールで受け付けています。

TEL ▶ 024-934-5475

時間 … 平日　8：30～17：00

陽子線治療に関するご相談
http://www.cancer-center.jp/form/inquiry.html

BNCTの適応判断のご相談には患者さんの病状についての情報が不可欠なため、ホームページからのお問い合わせをお願いします。

BNCTに関するご相談
http://southerntohoku-bnct.com/contact.html

交通のご案内

電車 ● JR郡山駅（東北新幹線、東北本線、水郡線、磐越東線、磐越西線）、郡山駅よりバス・タクシーで10分
飛行機 ● 福島空港（大阪（伊丹）、札幌（新千歳）、鹿児島（鹿児島））、空港よりバスで郡山駅まで40分
車 ● 東北自動車道　郡山インターから20分／本宮インターから15分
駐車場 ● あり
陽子線センター　http://www.cancer-center.jp/access.html
BNCTセンター　http://southerntohoku-bnct.com/access.html

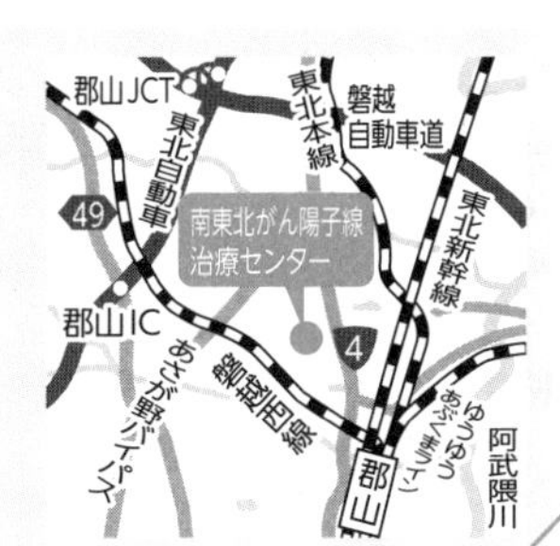

群馬県
前橋市

国立大学法人

群馬大学
重粒子線
医学センター

ホームページ

〒371-8511　群馬県前橋市昭和町三丁目39-22

施設の特徴

群馬大学重粒子線医学センターは、大学併設の治療施設としては国内初、世界でも第2番目の重粒子線治療施設です。当センターの最大の利点は、大学病院に設置された診療環境です。近年のがん診療は高度化、複雑化しており、多分野多職種のスタッフが協力して患者さんに最適な治療を提供していく必要があります。当センターでは、重粒子線治療に薬物療法、手術療法などを併用する集学的治療がワンストップで可能です。また、子宮頸がんに対して画像誘導小線源治療を併用した重粒子線治療を世界で初めて開始するなど、施設の特色を活かした取組を行っています。近年は高齢の患者さんも多くなっていますが、がん以外の併存症に対してもその分野の専門医や診療チームが対応できます。

群馬大学では、診療を担当する重粒子線医学センターとともに、教育や研究を担当する重粒子線医学研究センターがあり、先進的な研究に取り組むとともに海外からの留学生や研究者も含めて活発に学術交流を行っています。

重粒子線治療担当医

- 群馬大学には20数名の放射線治療医が在籍し、うち10数名は放射線治療専門医です。肺、頭頸部、泌尿器、皮膚、血液、婦人科領域、消化器、脳、乳腺・甲状腺、骨軟部、肝胆膵の臓器別に担当医が配置され、担当医は重粒子線治療（適応のある疾患）と一般の放射線治療の両方の診療を幅広く行っています。
- 放射線治療医は院内の臓器別キャンサーボードのすべてに参加し、外科や内科など各分野のがん治療専門医と患者さんに適した治療について話し合っています。

基本データ

設立年●2010年（先進医療開始）
病床数●731床（放射線治療科病床は22床）
重粒子線治療室数●3室
放射線科医師数●23人
診療放射線技師数●55人
医学物理士数●8人
看護師数●813人

患者さんへのメッセージ

当センターでは、大学病院に設置された重粒子線治療施設としての利点を最大限活かし、患者さんが安心して先進的な治療を受けることが出来るよう努めています。重粒子線医学センターのスタッフはもちろんのこと、院内の様々な診療科、診療チームの協力も得ながら患者さんにとって望ましい治療を提供致します。（センター長　大野　達也）

治療実績データ

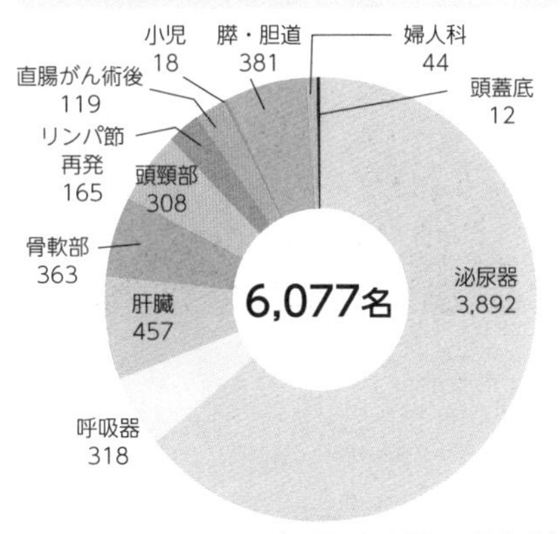

2010年3月~2022年11月末現在

受診の申込方法

当センターの初診予約は、紹介元医療機関からのFAX申込による完全予約制となっています。群馬大学医学部附属病院の患者支援センターホームページ内の「地域医療連携」のページをご覧いただき、ページ末尾にある「初診予約申込書」をご記入の上、診療情報提供書(紹介状)とともに患者支援センターへFAX送信してください。折り返し初診予約の日時を返信いたします。詳しくは、当センターHPをご参照ください。

https://heavy-ion.showa.gunma-u.ac.jp/page.php?id=10

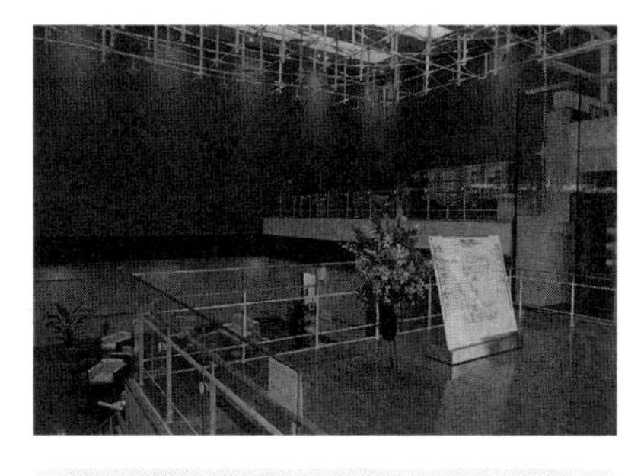

初診時に持参いただくもの

- 初診予約票
- 診療情報提供書（紹介状）
- 疾患にかかわる資料（CTやMRIなどの診断画像、検査データ、病理標本プレパラート*）

  *骨軟部腫瘍、頭蓋底腫瘍、頭頸部腫瘍、前立腺がんの場合
- 保険証

治療費について

保険診療、あるいは一部の疾患については先進医療になります。先進医療の場合、照射回数に関係なく、ひとつの治療に対して技術費が314万円となります。このほか、検査や入院費など一般保険診療と共通する部分の費用がかかります。

交通のご案内

電車● JR両毛線前橋駅からバスまたはタクシー
バス▶約15分　JR前橋駅北口の2番乗場・3番乗場　「群大病院入り口」「群大病院」　下車
タクシー▶約15分

車● 関越自動車道の「前橋IC」より国道17号に沿って約6km。

駐車場● あり
https://heavy-ion.showa.gunma-u.ac.jp/page.php?id=7

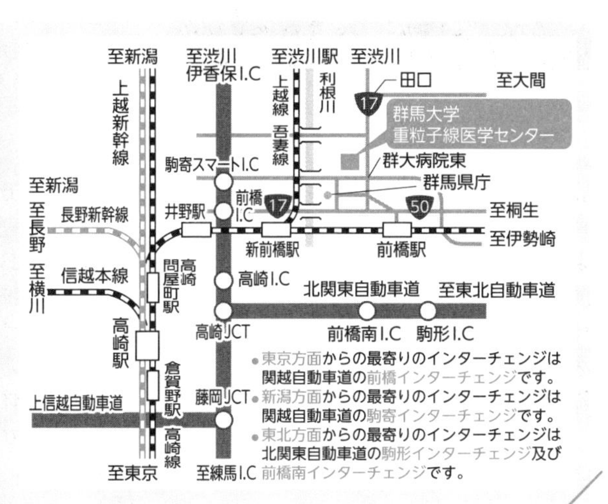

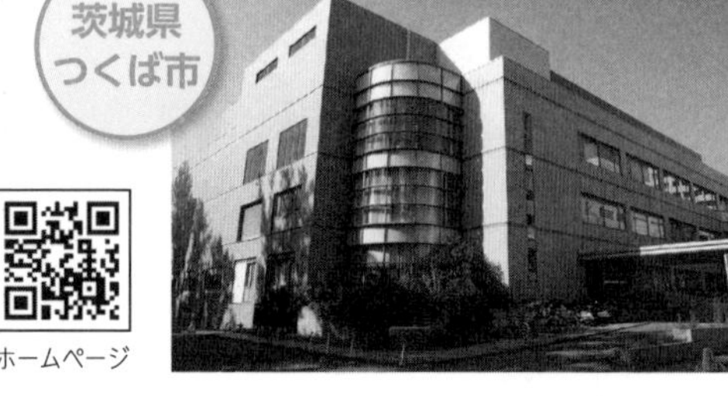

茨城県
つくば市

筑波大学附属病院陽子線治療センター

ホームページ

〒305-8576
茨城県つくば市天久保2-1-1　TEL 029-853-7100（代表）　FAX 029-853-7102

施設の特徴

当センターは、1983年に陽子線治療の臨床試験を開始し、国内で最も長い歴史を有する陽子線治療施設としてこれまでに7,000名以上の患者さんが陽子線治療を受けてこられました。なかでも、臨床試験開始当初から肝臓がん・小児がんの治療に積極的に取り組んでおり、肝臓がんの治療患者数は世界一、また小児がんの治療患者数は日本一を誇っております。その他、膀胱温存療法や抗がん剤と陽子線治療を併用した食道がんの治療など病院の各診療科と連携した集学的ながん治療を実現しています。

さらに、幅広い学問領域を擁する総合大学であり且つ全臓器に対応しうる総合病院であるという強みを活かし今後のがん治療の発展に貢献すべく日々研究を進めております(120ページ参照)。

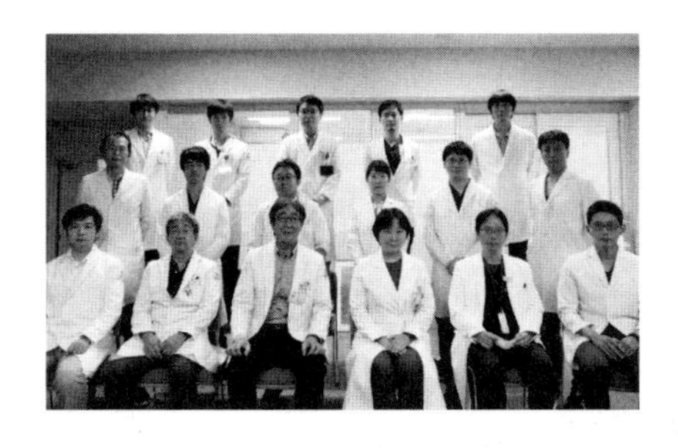

陽子線治療担当医

- 肝臓がん、前立腺がん、肺がん、食道がん、頭頸部がん、小児がん、脳腫瘍、膀胱がん、膵がん、頭蓋内腫瘍、頭蓋底腫瘍、直腸がん、縦隔腫瘍、腎がん、転移性腫瘍など、各臓器の専門家と相談し総合的な見地から患者さんにとって最適な治療法を考えていきます。

基本データ

設立年●1983年（臨床試験開始）
病床数●800床
陽子線治療室数●2室
放射線科医師数●16人
診療放射線技師数●10人
医学物理士数●7人
看護師数●5人

患者さんへのメッセージ

同じがんでも、病状や年齢、体力、治療に対する考え方など患者さんごとに異なります。お一人お一人の心と体をよく診て、ライフスタイルに合った治療が提案できるよう努めております。また、紹介元の先生方や各臓器の専門診療科との緊密な連携体制の下、総合的な観点から最適な治療が提供できる体制を整えておりますので、是非一度お気軽にご相談ください。(治療センター部長　櫻井　英幸)

治療実績データ

疾患別治療患者数

疾患	人数
原発性肝がん	1,973
前立腺がん	1,382
肺がん	667
転移性腫瘍	641
小児がん	580
食道がん	396
頭頸部がん	369
膵がん	200
膀胱がん	199
脳腫瘍	188
頭蓋底腫瘍	102
脳動静脈奇形等	55
直腸がん	42
縦隔	39
腎がん	24
その他	254

7,111名

1983年4月～2022年11月末現在

受診の申込方法

当センターは、原則として他の医療機関・診療所よりご紹介いただいた患者様に診察を行っております。かかりつけの主治医の先生にご相談いただき、紹介状をご用意の上ご予約をお取りください。

ご予約は、予約センターにて承っております。

連絡先▶筑波大学附属病院
予約センター

TEL▶029-853-3570

受付時間▶平日　8：30～17：00
※8：30～10：30の時間帯は電話が混み合いますので、あらかじめご了承ください。

初診時に持参いただくもの

- 紹介状（診療情報提供書）
- 現在までの検査結果、資料、画像データなど
- 保険証、各種医療証
- 診察券（すでに筑波大学附属病院の診察券をお持ちの方）
- その他（予約の際に指示のあったもの）

治療費について

先進医療の場合、陽子線治療の技術料は照射回数にかかわらず、297万４千円となります。この技術料は民間医療保険の先進医療特約の対象となります。この金額に加えて、診察や検査、投薬料など一般保険診療と共通する部分の費用がかかります。保険収載された陽子線治療は、一般の保険診療と同様、自己負担分について高額療養費制度が適用されます。

お問合せシステムのご案内

当センターでは、患者様の疾患・状態が陽子線治療に適しているかどうか、無料で医師にご相談いただけるシステムをご用意しております。

ご希望の方は、メール・FAXまたは郵送にて必要事項をご記入いただきますと、数日以内に医師よりご返答させていただきます。

- ホームページ「受診を希望される方へ　治療のお問合せはこちら」
お問合せフォームからＥメール送信または、お問合せ票をダウンロードし必要事項をご記入の上FAX/郵送にてお送りください。

FAX▶029-853-7102
住所▶〒305-8576　茨城県つくば市天久保2-1-1
筑波大学附属病院　陽子線治療センター宛て

交通のご案内

車●常磐自動車道「桜・土浦IC」から当院へ（約20分）
首都圏中央連絡自動車道（圏央道）「つくば牛久IC」から当院へ（約25分）
国道６号線から当院へ

駐車場●あり　※病院内の駐車場は混雑が予想されますので時間に余裕をもってご来院ください。

電車●つくばエクスプレス（TX）「つくば駅」A3出口から地上、つくばセンターへ。
つくばセンターバスターミナルから以下の行先へ。
行先：「石下駅」「下妻駅」「筑波大学病院」
降車バス停：「筑波大学病院」

●JR常磐線「土浦駅」３番のりば、「荒川沖駅」西口４番のりば、「ひたち野うしく駅」東口１番のりばから行先「筑波大学病院」
降車バス停：「筑波大学病院」

https://www.pmrc.tsukuba.ac.jp/access/index.html

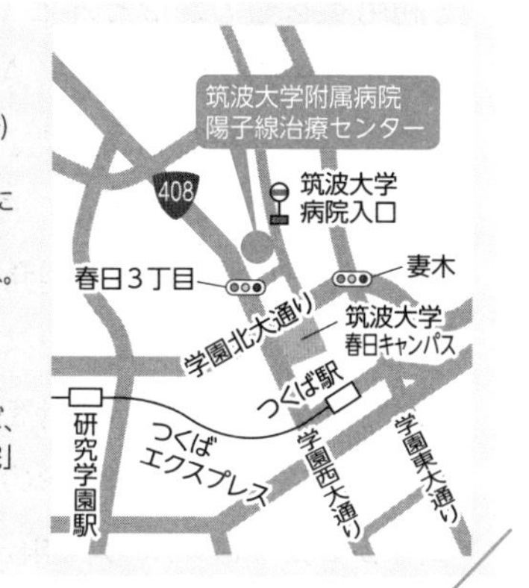

臨床研究について

筑波大学では、院内の各診療科（全臓器対応）と協力し、手術・薬物療法・支持療法との最適な組み合わせにより、さらに効果的に陽子線治療を提供できるよう、さまざまな臨床研究を行っています。

例えば、切除不能または切除境界膵がんに対する化学療法・温熱療法併用の陽子線治療、前立腺がんに対する陽子線治療・強度変調放射線治療の全国多施設共同研究、初発単発の切除可能肝細胞がんに対する陽子線治療（手術との比較研究）、筋層浸潤性膀胱がんに対する化学療法併用のエックス線治療・陽子線治療（膀胱温存療法）、小児およびＡＹＡ世代への陽子線治療後の長期フォローアップ研究などは、現在進行中の臨床研究です。

また上記のような新しい治療法の開発研究のほか、これまでの豊富な治療経験の分析をすることで、有効で安全な治療方法を見出す研究も数多く行っています。

2025年には新たな陽子線治療センターの稼働開始を予定しており、今よりももっと「がんにきびしく、ひとにやさしい」陽子線治療を推進できるよう、先進的な臨床研究を進めていきます。

AI（人工知能）を用いたいろいろなソフトウェア開発について

筑波大学では人工知能（AI）を利用して放射線治療をより高精度にする研究を行っています。これは全く患者さんに負担をかけずに、時間の経過とともに動く腫瘍の正しい位置を見えるようにする画期的な方法です。

これまでの医療でのAIは多数の患者さんの情報（いわゆるビッグデータ）を利用するものがほとんどでしたが、当センターでは放射線治療を受ける患者さん一人の情報だけで、AIを最適化できる方法（患者個別深層学習）を世界に先駆けて考案しました。これは、呼吸によって位置と形状が変動する臓器（肺、肝臓、膵臓など）に対する治療に役立ちます。また、これまで当センターが1989年ごろに開発した腹壁の動きを監視する方法では、体内に金属マーカーを挿入してエックス線により動きを監視する方法が実施されてきましたが、患者さんの臓器に針を刺して金属マーカーを挿入するため患者さんの負担がかかり、かつ腫瘍の形の変化を一瞬でとらえることができないという問題に対して我々はAIによる解決を試みています。まだ研究段階ですが、エックス線写真上で腫瘍の形状をリアルタイムに捉えて追跡できることが確認できています（図1）。この研究は日本医療研究開発機構の支援を受け、粒子線装置メーカーや他大学とも協力しつつ進めています。この他、AIによるがんの治療効果判定や予後の予測研究なども進めています。

図1 呼吸により形状変化する肺がん標的の追跡例（白輪郭：提案法、黒輪郭：正解）

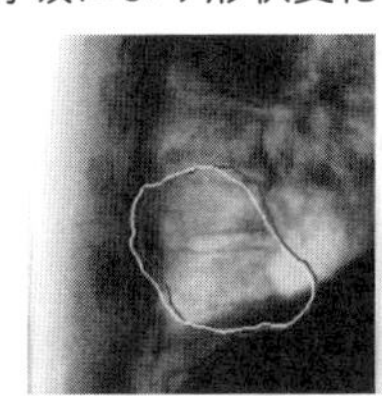
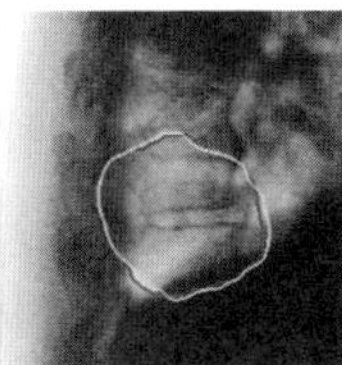
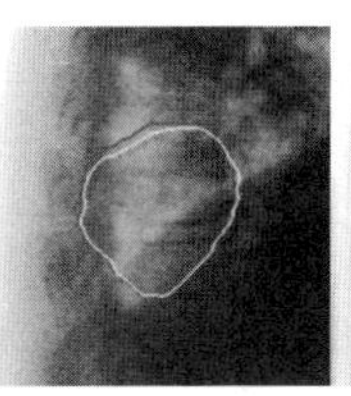
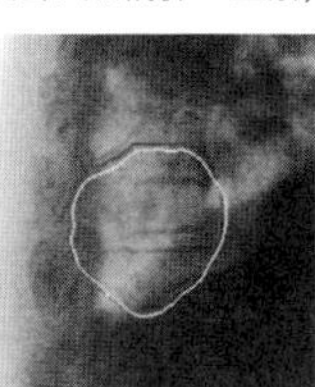

(Terunuma, Med.Phys. DOI: 10.1002/mp.16095)

ホウ素中性子捕捉療法(BNCT)の研究開発について

筑波大学では、次世代のがん放射線治療として注目されている「ホウ素中性子捕捉療法（BNCT）」の研究開発も行っています。BNCTは、がん細胞に選択的に集まる特徴を持ち、かつ、“ホウ素”という元素が混ぜられた薬剤を治療前に患者さんに投与します。この状態でがん病巣に弱い中性子を照射すると中性子とホウ素が反応して強力な重粒子を発生します。粒子が飛ぶ距離は“約10ミクロン弱”と非常に短く、この距離はちょうどがん細胞1個分の距離です。よって、正常な組織の中にがん細胞が混ざっていてもがん細胞だけを強力な粒子で破壊し、正常な細胞にはダメージを与えないで治療できるのです（図2）。BNCTは悪性脳腫瘍のような難治性のがんや、放射線治療を受けた後に再発してしまった“再発がん”など、治療法が確立できていないがんに対する治療法として期待されています。

当センターは、最新の陽子線治療に加えてBNCTを提供し、それぞれの患者さんに最適な治療法を提供できる国際的な先端的がん放射線治療センターとなることを目指しています。

図2 BNCTの原理

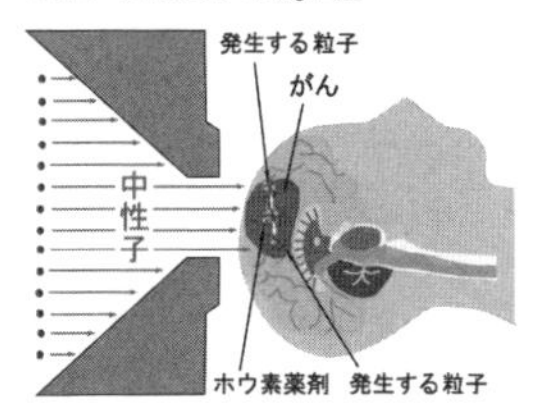

図3 筑波大学のBNCT用加速器装置

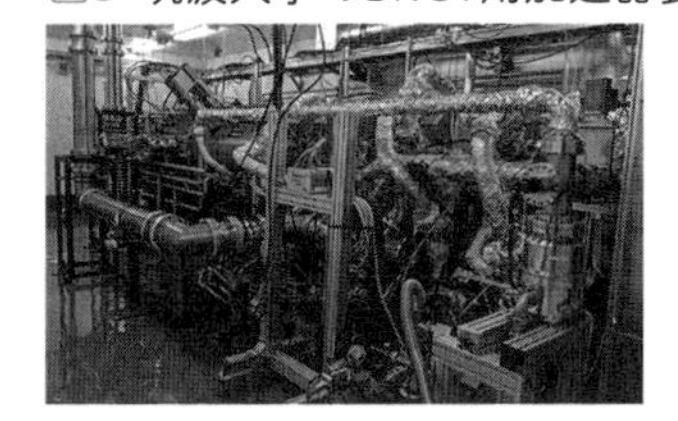

千葉県
柏市

国立研究開発法人

国立がん研究センター東病院

ホームページ

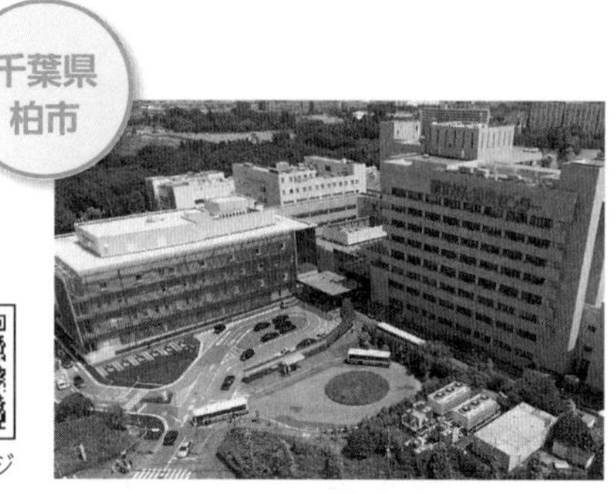

〒277-8577
千葉県柏市柏の葉6-5-1　TEL 04-7133-1111（代表）　FAX 04-7134-6918

施設の特徴

当院は1998年に日本で最初の病院設置型陽子線治療施設（世界で２施設目）として臨床治療を開始しました。がん専門病院の陽子線治療として、小児がん、頭頸部腫瘍、肺・食道など集学的治療が必要な治療対象にも関連する診療科として連携して質の高い治療を提供しています。海外からも多くの患者さんを受け入れており、診断から治療適応まで対応し、陽子線治療単独のみならず化学療法併用などの入院対応も可能です。治療技術開発も積極的に行っており、企業と共同でペンシルビームを連続的に照射する陽子線ラインスキャニング照射法を開発し、2015年から臨床導入を開始し、更にスキャニング照射法の発展型であるラインスキャニングによる強度変調陽子線治療（IMPT）を、2019年より局所進行頭頸部がんを対象に臨床導入を開始しています。今後も国内の陽子線治療施設のリーディング施設として更なる高精度治療を目指して陽子線治療の適応拡大に取り組んでいきます。

陽子線治療担当医

● 頭頸部腫瘍、眼球腫瘍、肺・縦隔腫瘍、食道がん、乳がん、肝がん、胆道がん、膵がん、大腸がん、腎臓がん、婦人科腫瘍、前立腺がん、骨軟部腫瘍、小児がん、限局する転移性がん（肺転移、肝転移、リンパ節転移）について、それぞれの専門医によるカンファレンスで検討して、治療提供を行っています。

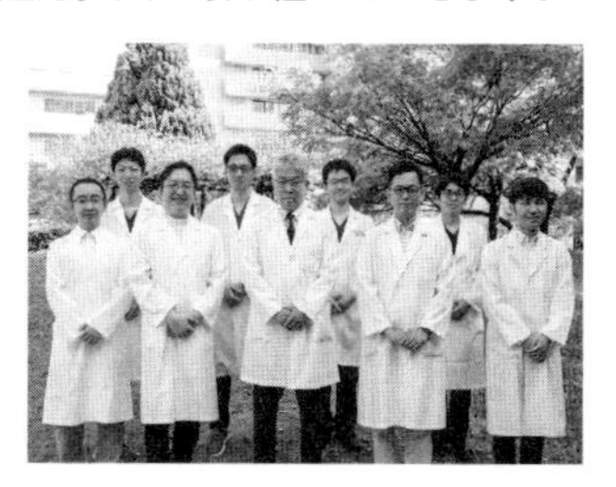

基本データ

設立年●1998年（臨床試験開始）
病床数●425床
陽子線治療室数●２室
放射線治療科医師数●11人
診療放射線技師数●21人（放射線治療）
医学物理士数●8人（含むレジデント）
看護師数●4人（放射線治療科外来専属）

患者さんへのメッセージ

当院では陽子線治療に加えて高精度放射線治療も実施しており、放射線治療の経験が豊富なスタッフが関連する診療科との密な連携により適切な治療方針選択に基づいた治療提供体制が整っています。また、放射線治療専門医のみならず医学物理士、放射線治療を専門とする診療放射線技師、放射線治療看護認定過程を修了した専門看護師からなる多職種チームで、質の高いケアのもと安心して治療を受けていただけるよう患者さんをサポートしています。（放射線治療科長　副病院長　秋元哲夫）

治療実績データ

1998年の設立～2022年3月末現在

4,711人（初診患者数）

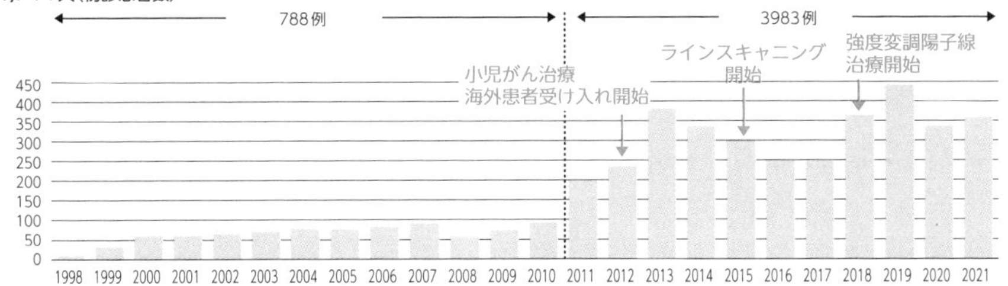

初診時に持参いただくもの

- 診療情報提供書（紹介状）
- CTやMRIなどの画像データのコピー（CD-R）
- 保険証、各種医療証
- 感染症の最新検査結果のコピーや薬手帳もしくは薬剤情報提供書

疾患等によっては下記も必要となります。

- 照射録・線量分布〔放射線治療歴のある場合〕
- プレパラート・病理レポート（病理標本）〔各種疾患〕

受診の申込方法

当院の初診予約は紹介元医療機関からの電話申込による紹介予約制です。FAXまたは電話でご提供いただいた情報をもとに、担当医が受診の可否について判断のうえ、一両日中にお返事いたします。また、紹介状がお手元にある場合、患者さんからの電話またはファックスによる問い合わせに対応しています。

詳細は下記の問い合わせ先へご連絡または当院ホームページをご参照ください。

連絡先▶国立がん研究センター東病院
初診予約
TEL▶04-7134-6991

治療費について

保険診療あるいは一部の疾患については先進医療や臨床試験になります。先進医療の場合、照射回数に関係なく、治療計画から一連でひとつの治療に対して技術費が294万1千円となります。陽子線治療以外の検査や入院費などは一般保険診療となります。陽子線治療の概要は当院ホームページをご覧ください。

電話相談のご案内

初診までの患者さんを対象に、陽子線治療適応や受診方法についてのご相談をお受けしています。電話またはファックスによる適応などの問い合わせは、下記で対応しています。

電話およびFAX共通 ▶ **04-7134-6918**

受付時間（診療時間と異なる場合）………………
平日　9：00～11：30、12：30～17：00
平日　9：00～12：00、13：00～17：00

- 不定期で休日となる場合があります。
- 治療適応などの最終的な判断を電話またはファックスのみで行うことはできません。最終的には医療相談などでの判断になりますが、遠方で当院までお越しいただくことが大変な場合は、オンラインがん相談も可能です。詳細はホームページをご覧ください。

交通のご案内

電車●つくばエクスプレス〔柏の葉キャンパス駅〕西口からバス約6分
JR常磐線・東京メトロ千代田線・東武アーバンパークライン〔柏駅〕西口からバス約30分
バス▶柏の葉キャンパス駅西口　東武バス1番乗り場 6分
羽田空港から：東武・京浜急行高速バス　柏駅西口行き 1時間15分
成田空港から：成田空港交通高速バス　柏の葉キャンパス駅行き　1時間15分
タクシー▶約5～10分　　徒歩▶約20分

車●常磐道　柏ICより5分　交通の詳細は下記よりご確認ください。
https://www.ncc.go.jp/jp/ncce/d004/about/access/index.html

駐車場●あり

その他●お車でお越しの場合は、カーナビで代表電話「04-7133-1111」で検索ください。

https://www.ncc.go.jp/jp/ncce/

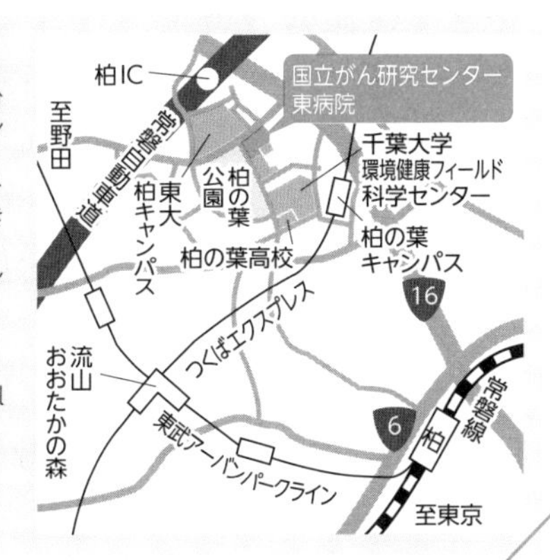

国立がん研究センター東病院は、放射線治療の国内有数の施設として122ページで紹介した治療に加えて、国立研究開発法人として臨床研究、治験を含めた新規治療の開発・研究、試料解析研究などを数多く実施し、新たなエビデンス創出に向けて取り組んでいます。当院の放射線治療・陽子線治療グループの研究活動は、1. 臓器の機能と形態を温存した治療法に関する臨床研究、2. 化学療法・手術療法との併用による局所制御率向上に関する臨床研究、3. 緩和ケアにおける放射線治療の意義に関する臨床研究、4. 陽子線治療装置に関する基礎的・臨床的研究、5. 放射線治療・陽子線治療の増感効果やゲノム関連情報を用いた基礎的臨床的研究に大別されます。

現在、粒子線治療は、保険適用の疾患以外は先進医療として提供されています。当院は、先進医療A、Bいずれにも関わり、とくに保険収載を目指した前向き臨床試験である先進医療Bでは国内の中心的な役割を担っています。以下に当院が実施している陽子線治療に関する臨床試験を記載します。

1. EC-CPT-P1：臨床病期IB／II／III（T4を除く）食道癌に対する陽子線治療を用いた根治的化学放射線療法の第I相試験
2. JCOG1315C：切除可能肝細胞癌に対する陽子線治療と外科的切除の非ランダム化同時対照試験（先進医療B　図A）
3. iProton試験：局所進行頭頸部扁平上皮癌に対する強度変調陽子線治療による晩期有害事象低減効果に関する多施設共同臨床試験（先進医療B　図B）

1のEC-CPT-P1試験は既に登録が完了し、長期臨床結果を待つ段階で、食道がんに対する陽子線治療の有効性に関して意義のある結果を提供できると考えています。2のJCOG1315Cおよび3のiProton試験は現在も登録中で、その結果で外科切除可能な肝細胞がんの保険収載および強度変調陽子線治療の臨床的な有効性検証で保険収載を目指すものです。強度変調陽子線治療（IMPT）はペンシルビームを用いたスキャニング照射法の発展型で、当院はラインスキャニングによる世界で最初のIMPTです。図にそれぞれの試験の概要を示します。

これらの臨床試験に加えて陽子線治療でも以下のような試料解析によるトランスレーショナルリサーチ（基礎研究を実用化につなげるための橋渡し研究）を実施しています。

1. 陽子線治療に対する免疫誘導・応答；腫瘍細胞の解析による免疫誘導・応答機構の解析とX線、重粒子線との相違
2. 早期肺がんに対する陽子線治療後の予後および再発形式予測における血中循環腫瘍DNA（ctDNA：血液中にわずかに存在するがん由来のDNA）解析の有効性

これらのトランスレーショナルリサーチは陽子線治療の適応拡大、免疫療法などの薬物療法との至適併用確立などを実現するために重要で、国内の陽子線治療で研究実施体制が整っている当院の重要なタスクと考えています。また、さらに「陽子線治療の高精度技術標準化に基づいたモデルアプローチを含む臨床的有用性確立に関する研究」研究班を立ち上げて、陽子線治療の新規技術評価ならびに陽子線治療の臨床的有効性評価として線量分布比較に基づくモデルアプローチの標準化とその臨床実装を目的に研究を開始しています。このように当院では、臨床研究、トランスレーショナルリサーチおよび粒子線治療の新規評価法の確立など、幅広く研究に取り組んでいます。

図A JCOG1315C　JCOG放射線治療グループと肝胆膵グループの共同試験

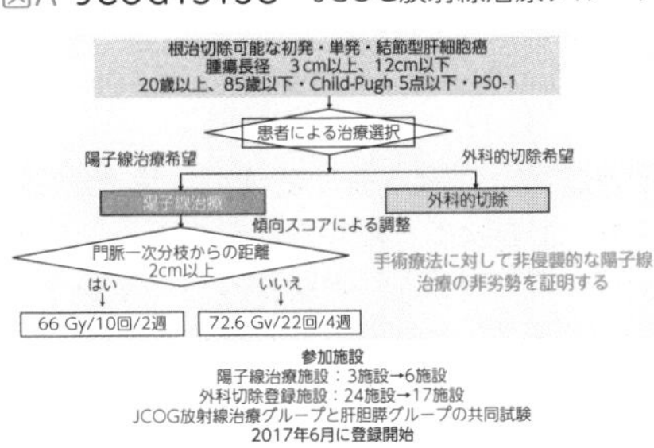

研究目的

標準治療である外科的切除に対して、試験治療である陽子線治療が全生存期間で劣っていないことを検証する。

試験デザイン

傾向スコアで患者背景因子を調整した非ランダム化同時対照。

エンドポイント

Primary endpoint：全生存期間
Secondary endpoints：無増悪生存期間、増悪形式、有害事象発生割合、Grade 3 以上の急性期非血液毒性発生割合、Grade 3 以上の晩期有害反応発生割合、重篤な有害事象（有害反応）発生割合、治療1 年、3 年、5 年後のChild-Pugh 分類、医療費、QOL 非悪化割合、質調整生存年、増分費用効果比

予定登録患者数

290人

図B iProton試験

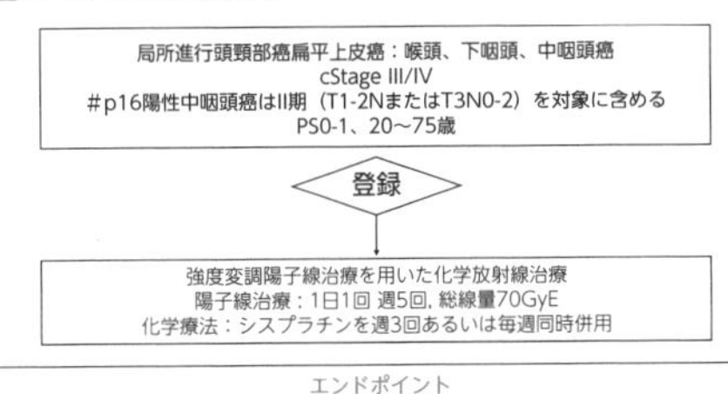

エンドポイント

主要評価項目：IMPT治療完了/中止後2年時Grade 2以上の晩期有害事象発生割合
副次評価項目：1）急性期有害事象発生割合、2）治療後2年時局所領域制御割合、3）治療後2年時全生存割合、4）重篤な有害事象発生割合、5）IMPT治療完了/中止後2年時QOL評価、6）最良治療効果判定

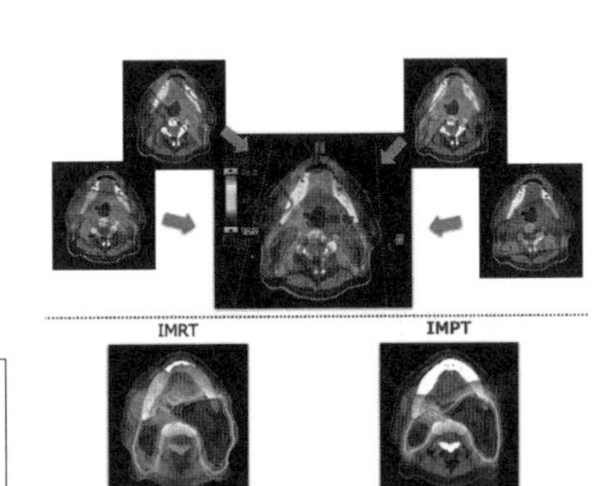

千葉県
千葉市

国立研究開発法人
量子科学技術研究開発機構

QST病院

(旧放射線医学総合研究所病院)

ホームページ

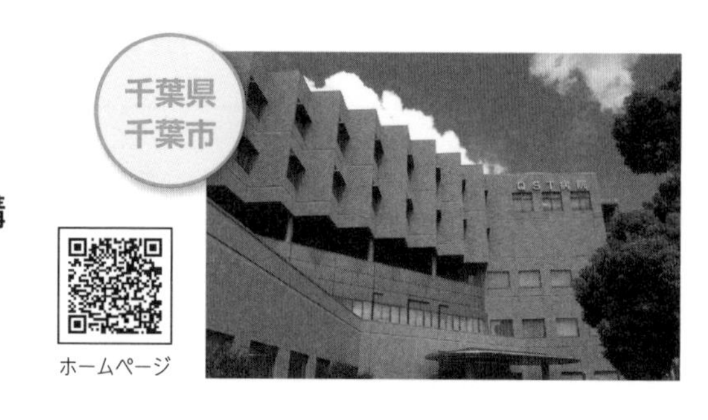

〒263-8555
千葉県千葉市稲毛区穴川4丁目9番1号　TEL 043-206-3306（代表）　FAX 043-206-3345

施設の特徴

当院は1994年に臨床専用装置としては、世界で最初に炭素イオンを用いた重粒子線治療を開始しました。世界でも最多の治療実績を誇り、日本のみならず世界的な普及の礎になったと考えています。

我々は、世界の先端を行く重粒子線治療研究施設として、新たな装置開発に力を入れています。当施設で、複雑な形の移動する病巣でも照射可能な高速3次元スキャニング照射法や世界初の超伝導技術を用いた重粒子線がん治療用の回転ガントリーを開発し実用化しました。これらの技術を組み合わせることで、病巣が重要な臓器を囲むような場合でも、今までにもまして重要臓器を避けて、病巣に線量を集中する高精度な治療が可能となり、治療後の副作用や後遺症の更なる減少と、治療効果の向上が期待されています。

また、当院では、他施設ではあまり施行されていない、眼球腫瘍や婦人科領域腫瘍の治療を行っています。さらに、臨床試験では乳がんの治療が行われています。

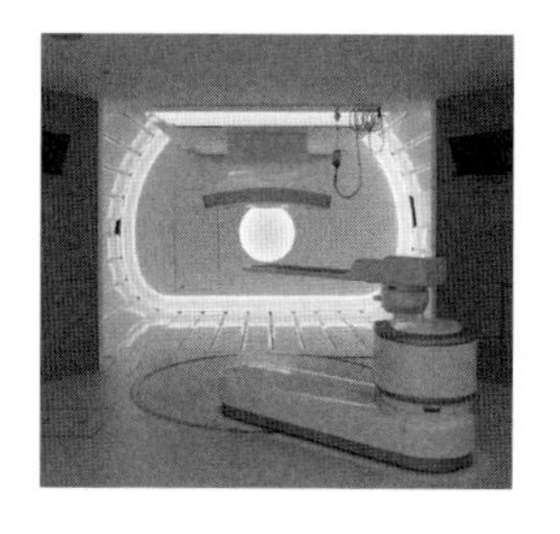

重粒子線治療担当医

- 頭頸部腫瘍、眼球腫瘍、口腔腫瘍、肺腫瘍、食道腫瘍、乳がん、肝臓腫瘍、胆道腫瘍、膵がん、大腸がん、腎臓がん、婦人科腫瘍、前立腺がん、骨軟部腫瘍のそれぞれに担当医を配置し専門的な治療を行っています。
- 放射線科医師のみならず、外科専門医、口腔放射線腫瘍認定医も合同で治療に当たっています。

基本データ

設立年●1994年（臨床試験開始）
病床数●60床
重粒子線治療室数●3室
放射線科医師数●25人
診療放射線技師数●34人
医学物理士数●9人
看護師数●55人

患者さんへのメッセージ

当院では他院と連携協力して、重粒子線治療だけではなく、化学療法や手術療法を含めて総合的によりよい治療を行うように日夜努力しています。我々は、常に患者さんが自分の家族だったらどのように治療をするかと考えて治療方針を決めるようにしています。職員一人一人が豊富な経験と持てる技術を総動員してまいりますので安心して治療をお任せください。（病院長　山田 滋）

治療実績データ

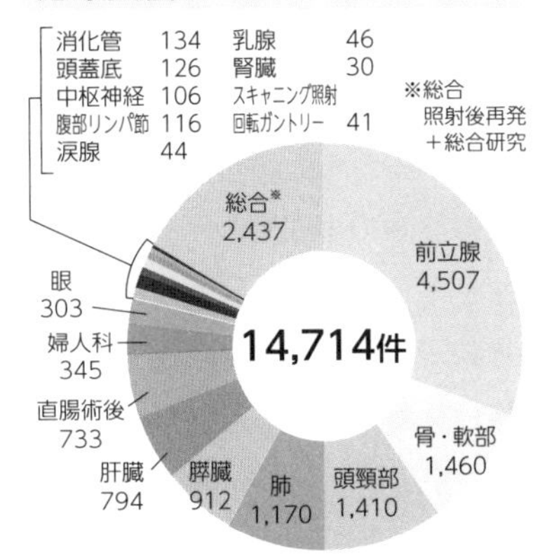

1994年の設立～2022年11月末現在

受診の申込方法

当院の初診予約は紹介元医療機関からのFAX申込による紹介予約制となっています。FAXでご提供いただいた情報をもとに、担当医が受診の可否について判断の上、一両日中にお返事いたします。

また、紹介状がお手元にある場合、患者さんからの郵送のお申込みも承っております。

詳細は下記の問い合わせ先へご連絡、または当院HPをご参照ください。

連絡先▶QST病院　地域医療連携室
初診予約
TEL▶043-206-3483
FAX▶043-206-3439
受付時間▶平日　9：00～11：30、
12：30～16：00

初診時に持参いただくもの

- 問診票(HPから印刷)
- 診療情報提供書（紹介状）
- CTやMRIなどの画像データのコピー（CD-R）
- 保険証、各種医療証
- 感染症の最新検査結果のコピーやお薬手帳、もしくは薬剤情報提供書

疾患等によっては下記も必要となります。

- 照射録・線量分布〔放射線治療歴のある場合〕
- プレパラート（病理標本）〔前立腺がん・頭頸部腫瘍の場合〕
- 病理レポート〔骨軟部腫瘍の場合〕

治療費について

保険診療、あるいは一部の疾患については先進医療や臨床試験になります。先進医療の場合、照射回数に関係なく、ひとつの治療に対して技術費が314万円となります。臨床試験では治療費の負担はありません。このほか、検査や入院費など一般保険診療と共通する部分の費用がかかります。

電話相談のご案内

初診までの患者さんを対象に、重粒子線治療や受診方法についてのご相談をお受けしています。

TEL▶043-284-8852

受付時間……………………………………………
平日　9：00～11：30、12：30～15：00

- 不定期で休日となる場合があります。
- 混みあうことがありますので、時間をおいておかけ直しください。
- 相談は電話のみとなります。面談での相談は行っていません。
- 治療適応などの判断を電話で行うことはできません。

交通のご案内

電車●JR総武線稲毛駅（総武線快速・各駅停車）
バス▶駅東口バスターミナル（2番乗り場）より乗車、
「放医研正門前」（1区画）下車、すぐ
タクシー▶約5分　　徒歩▶約10分
車●京葉道路　穴川ICより10分（注意：稲毛区役所付近で側道へ）
東関東自動車道　千葉北ICより15分
駐車場●あり
その他●お車でお越しの場合は、カーナビで代表電話「043-206-3306」で検索ください。
https://www.qst.go.jp/site/about-qst/1315.html
https://www.nirs.qst.go.jp/hospital/aboutus/access.php

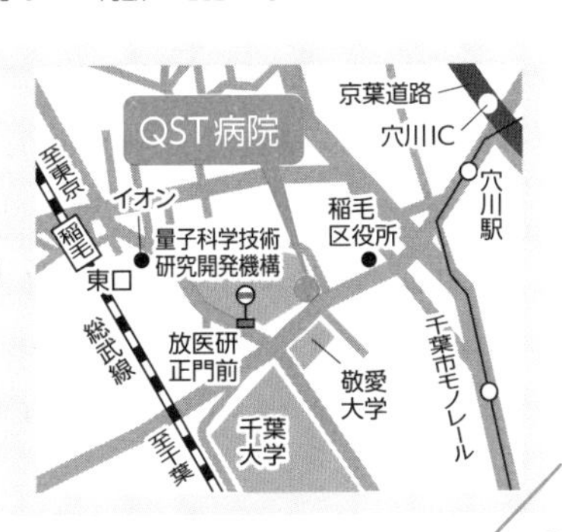

量子メスプロジェクト

QST病院では、がん死ゼロ健康長寿社会の実現のため、2016年に量子メスプロジェクトが開始されました。目的は、治療装置の小型化と治療効果の最大化です。適応となるすべてのがんの治療効果を高め、もっと多くの患者さんを救うためには、高度な治療ができる小型の重粒子線治療装置が必要です。

治療装置の小型化に関して、1994年に開発した重粒子線がん治療装置（第1世代装置）は、120m×65mの大型施設でしたが、その後、第2及び3世代装置は60m×40mまで小型化し、群馬大学など地域の中核となる病院へ導入できるまでになりました。さらに、新たに超伝導技術やレーザー加速技術を導入することにより、さらなる小型化20m×10mを目指して研究開発を進めているところです。さらにQST病院は企業と共同で炭素だけではなくネオン、酸素、ヘリウムといった複数のイオンを用いて治療ができるマルチイオン照射を可能とするマルチイオン源を開発しました。QST病院では、このマルチイオン源と超伝導技術等の新技術を導入した第4世代以降の装置を、次世代重粒子線がん治療装置＝『量子メス』と位置付けています。第4世代装置は45m×34mとさらなる小型化が実現されることから、世界的普及の促進が期待されています。

治療効果に関して、重粒子線治療は膵臓など難治性のがんに対しても有効であることが認められていますが、その治療効果は未だ十分とはいえません。難治性の原因のひとつに、がん内部に見られる低酸素領域が挙げられます。低酸素領域に存在するがん細胞は、薬物にも放射線にも抵抗性であることから、再発の原因となることが懸念されます。 これら放射線抵抗性の部分にはより炭素より重い酸素やネオンなどのイオンを当てることにより、がん細胞に致命的効果の高い損傷を与えることができます。このように放射線抵抗性の部分には重いイオンを照射し、比較的酸素濃度が高いがんの辺縁は正常組織に近いことが多いことから軽いイオンを照射するなど複数のイオンを組み合わせて照射するマルチイオン照射法を開発しています。この治療法により、重粒子線治療のさらなる治療効果の向上が期待されています。

治療成績の向上のためには転移を制御することも重要です。転移巣の制御には抗がん剤を用いますが、最近では免疫療法と放射線治療の併用療法の研究も進んでいます。基礎研究から重粒子線は免疫応答を活性化する作用が高いことが示されています。免疫チェックポイント阻害剤等の免疫療法と重粒子線治療の併用療法の研究も進んでいます。

次期重粒子線治療としては、正常組織障害を増やすことがなく、治療効果を高めるが可能なマルチイオン照射法と、体に優しい免疫チェックポイント阻害剤等の免疫療法を組み合わせ遠隔転移も制御する新たながん治療戦略を打ち立てています。

図 次世代重粒子線がん治療装置（量子メスプロジェクト）

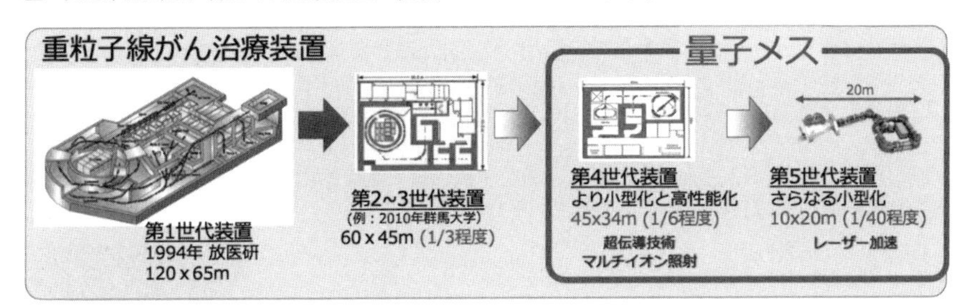

不整脈に対する重粒子線治療

心房細動に対して、薬剤抵抗性である患者さんを対象とする炭素イオン線治療の安全性と有効性を調べる臨床研究を開始しております。心房細動に対する標準的治療法は、①薬物治療と、②不整脈の原因となる異常な電気回路に対する焼灼（しょうしゃく）術（カテーテルアブレーション療法）です。薬物療法に抵抗性の心房細動に対する根治的な治療法としてカテーテルアブレーション療法があります。しかしながら侵襲が比較的高い治療法であり、高齢者、がん、心不全などのような患者さんには負担の多い治療となる場合があり、カテーテルアブレーション療法の適応とならない患者さんも多く存在いたします。そこでこのような薬物療法抵抗性で、カテーテルアブレーション療法の適応とならない難治性心房細動患者に対する新たな治療選択肢として、重粒子線治療による低侵襲不整脈治療の研究開発が行われております。

神奈川県横浜市

地方独立行政法人
神奈川県立病院機構

神奈川県立がんセンター

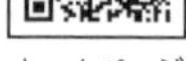

ホームページ

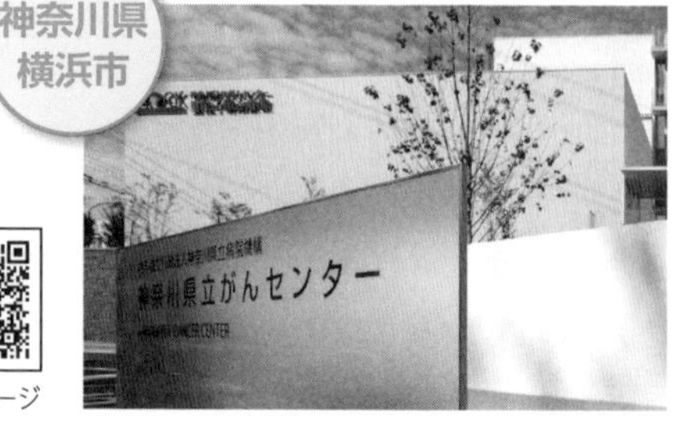

〒241-8515
神奈川県横浜市旭区中尾二丁目3番2号　TEL 045-520-2222　FAX 045-520-2202

施設の特徴

当院は、世界で初となる、がんセンターの敷地内に重粒子線治療装置を設置し、2015年より重粒子線治療を開始しています。

当院は、都道府県がん診療連携拠点病院として、神奈川県のがん治療において中心的役割を担っています。このため、重粒子線治療に限らず、さまざまながん治療を提供しており、多くの患者さんが診療を受けられています。実際、通常の放射線治療だけでも1年間で約1400症例の治療を行っており、重粒子線治療を含めた放射線治療の症例数は、日本国内でも有数です。

当施設の重粒子線治療の特徴として、現時点で最先端となる3次元スキャニング照射法を採用し、治療室の全室に、照射位置照合用のCTが設置されており、非常に精度の高い治療提供ができます。

当施設内には、臨床研究所も設置され、重粒子線治療の臨床活用だけでなく、重粒子線治療に関わる生物学的研究も行われています。

重粒子線治療担当医

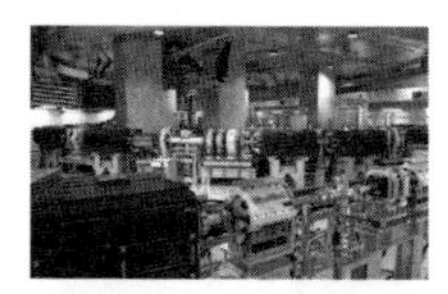

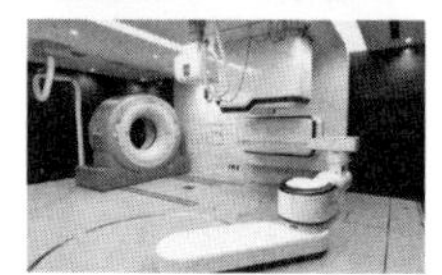

- 口腔を含む頭頸部腫瘍、肺腫瘍、食道腫瘍、肝臓腫瘍、胆道腫瘍、膵がん、大腸がん、腎臓がん、婦人科腫瘍、前立腺がん、骨軟部腫瘍のそれぞれに放射線治療の責任医師を配置し専門的な治療を行っています。
- 当院では、重粒子線治療を受けられるすべての症例について、内科・外科・画像診断医等が参加する院内のキャンサーボードで治療方針を検討し、重粒子線治療に限らない最適な治療を提案できるようにしています。

基本データ

重粒子線治療開始年●2015年
病床数●400床（全診療科）
重粒子線治療室数●4室
放射線科医師数●8人
重粒子担当・診療放射線技師数 ●10人
医学物理士数●4人
重粒子担当・看護師数●4人

患者さんへのメッセージ

当施設では「安全かつ持続可能で科学を推進する放射線治療の提供」をスローガンに掲げ、日々の放射線治療にあたっております。当施設で提供する重粒子線治療は、新しい治療技術に基づいて行われますが、安全を第一に、また科学的知見に基づいて、重粒子線治療だけではなく、薬物療法や手術療法を含めた総合的によりよい治療を提供できるように全力を尽くしています。当院は、重粒子線治療以外の治療も充実しており、仮に重粒子線治療が適さない状況であっても、それ以外の治療の検討が容易にでき、不安の大きいがんの診療において、幅広い選択肢を提示できるものと考えます。（放射線治療部門・部長　加藤弘之）

治療実績データ

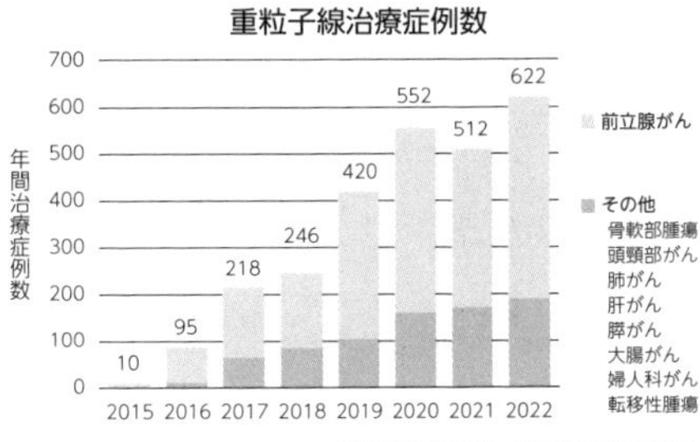

1994年の設立～2022年3月末現在

受診の申込方法

当施設は医療機関からの紹介予約制となります。疾患により申込方法が異なるため、HPをご確認の上お申し込みください。お返事は翌日以降となります。

●前立腺がん、膵がん、肝がん

患者様ご自身から、患者支援センター初診予約受付へお電話ください。（紹介状をお手元にご準備ください。）

TEL ▶ 045-520-2210

受付時間 … 平日 8：30～17：00

●骨軟部腫瘍

紹介元医療機関から下記を郵送してください。

・紹介状（診療情報提供書）
・重粒子線治療相談申込書（HPからダウンロード）
・CD-ROM（診断画像データ）
・採血データ

郵送先 ▶ 神奈川県立がんセンター
　　　　患者支援センター（重粒子線治療受付）行

●その他の疾患

紹介元医療機関から下記をFAXしてください。

・紹介状
・重粒子線治療相談申込書

FAX ▶ 045-520-2215

初診時に持参いただくもの

- 紹介状（診療情報提供書）
- CD-ROM
  （CT、MRIなどの診断画像データ）
  読影レポートのご準備もお願いします。
- 採血データ（前立腺がんの場合）
- プレパラート及び病理診断報告書（複数回検査されている場合は、最近のものを持参してください）

その他にも疾患等によりご用意いただく可能性がありますのでご了承ください。

治療費について

公的医療保険適用の場合、限局性及び局所進行性前立腺がんは160万円、その他疾患の場合は237万5千円、先進医療の適用疾患は350万円です。

神奈川県及び神奈川県大和市では、医療保険の対象とならない重粒子線治療の治療費に対して最大35万円を助成する制度を設けています。また、重粒子線治療の治療費を金融機関から借り受けた場合、その利子を神奈川県が補填する制度を行っております。詳細は各自治体へお問合せください。

電話相談のご案内

受診申し込み等についてご不明点がありましたら、重粒子線治療電話相談窓口までお電話ください。

TEL ▶ 045-520-2225

受付時間 … 平日　9：00～16：00

交通のご案内

車●バスタクシーをご利用の場合

●相鉄線「二俣川駅」北口（相鉄ライフ1階）から相鉄バス

●「運転試験場（がんセンター）循環」に乗車し、「ライトセンター前」で下車（所要時間約5分）

●「旭高校入口」行きに乗車し、「ニュータウン第一」で下車（所要時間約5分）

●タクシーで約1メータ

お車の場合

保土ヶ谷バイパス本村インターを下り、厚木街道を厚木方面に向かい、「運転試験場入口」の信号を右折（所要時間約5分）　※駐車場は有料

徒歩の場合

相鉄線「二俣川駅」北口から約15分

https://kcch.kanagawa-pho.jp/i-rock/access/
https://kcch.kanagawa-pho.jp/general/koutsu.html

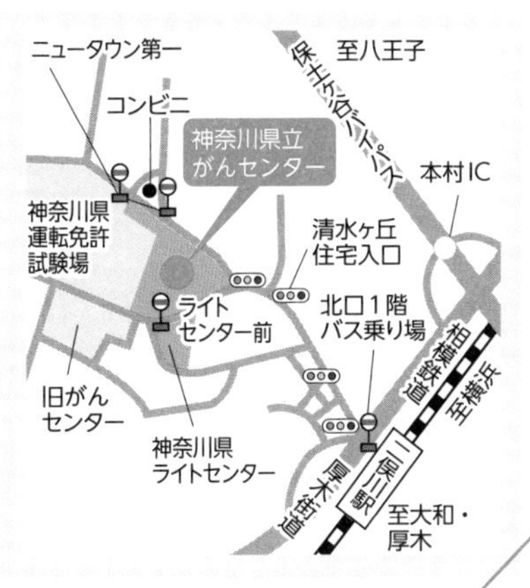

医療法人 徳洲会

湘南鎌倉総合病院

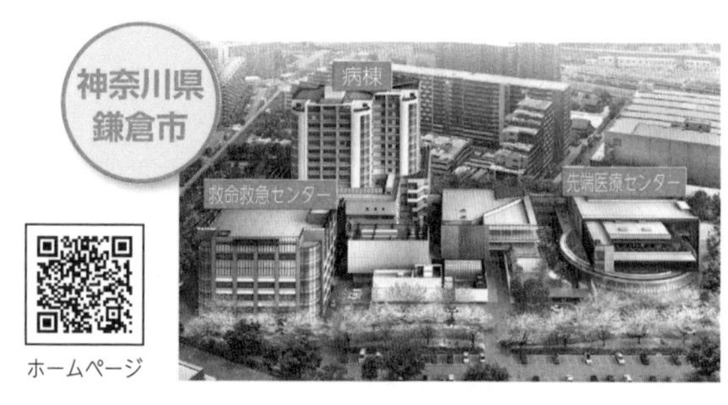

ホームページ

〒247-8533
神奈川県鎌倉市岡本1370-1　TEL 0467-46-1717

施設の特徴

湘南鎌倉総合病院は病床数669床の総合病院で、「生命だけは平等だ」という理念のもとに断らない医療を実践し、年間18,000人もの救急搬送患者を受け入れ、また、コロナ禍では専用病床180床を設けるなど地域に根ざした医療を実践しています。また、鎌倉地区のがん診療拠点病院としてがん治療にも力を入れ、2021年4月にがんに対する包括治療を目指した先端医療センターを始動しました。この先端医療センターの目的はがん診療を充実させるために、①診療だけに留まらず研究・教育を行う、②総合病院の機能を動員して合併症を含めて包括的な診療態勢を構築する、③治療だけでなくそれに関連した緩和治療、支持療法、精神的サポートも行うというものです。このなかで、高度な放射線施設が整えられ、その一つが陽子線治療施設です。2021年12月に薬事承認され、2022年1月に治療が開始され、3月1日より保険診療および先進医療Aの届出が受理されました。このほかに中性子捕捉療法、将来的にはα線内用療法の準備も進んでいます。

陽子線治療担当医

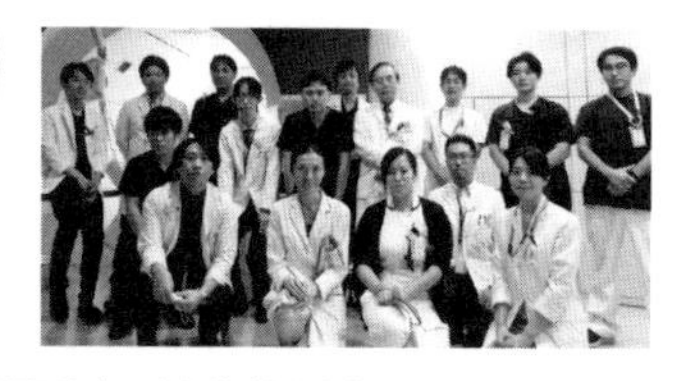

● 保険収載されている小児固形悪性腫瘍、骨軟部腫瘍、口腔・咽喉頭の扁平上皮がんを除く頭頸部悪性腫瘍、前立腺がん、頭頚部悪性腫瘍、4cm以上の肝細胞がん、肝内胆管がん、局所再発大腸がん、局所進行膵がん、先進医療の対象となる脳腫瘍、頭頸部腫瘍、肺縦隔腫瘍、消化管腫瘍、肝胆膵腫瘍、泌尿器腫瘍、転移性腫瘍のどの疾患にでも対応できます。陽子線治療に造詣の深い医師が担当科と連携をとりながら専門的な治療を行っています。最初に放射線腫瘍科のみならず、疾患担当科の診察を受けていただいた後に、陽子線治療適応判定委員会で協議の上、治療方針を決定しています。

基本データ

設立年●1988年
病床数●669床
放射線科医師数●10人(うち常勤7人)
医学物理士●18人(うち常勤12人)
治療担当診療放射線技師●16人
治療担当看護師数●7人

患者さんへのメッセージ

がんは高齢化と共に罹患率が上昇します。このため、多くのがん患者様はがんだけでなく多くの疾患を抱えています。本院では、総合病院機能を利用して、必要に応じて他疾患の管理を合わせて行うとともに、副作用に対して速やかな対応をしています。放射線治療の担当は陽子線治療に豊富な経験を有している医師、医学物理士、診療放射線技師、看護師が対応しています。

治療実績データ

2022年の1月から治療を開始し、3月から保険診療、先進医療を開始しました。10月時点での治療人数は前立腺がん38人、小児がん3人、頭頸部がん3人、消化器がん5人、肺がん1人、脳腫瘍1人の計51人と少ないですが、担当医師は、当院に勤務する以前に十分な経験を積んでいます。

受診の申込方法

紹介していただく医療機関へ

病診連携室（0467-46-9966）にご一報いただき、最も効率的な方法で対応できるように調整します。必要に応じて以下の資料の準備をお願いしております。この資料は当日の来診時にご持参いただいても対応できますが、予め病院にご送付していただきますと患者様の待ち時間の短縮に繋がります。

- 診療情報提供書（紹介状）
- CTやMRなどの画像データのコピー（CD-R）
- 病理レポート
- 放射線治療歴のある場合には照射録・線量分布

また、セカンドオピニオンも受け付けており、電話でセカンドオピニオン希望とお伝えください。

治療適応と思われる場合には、疾患担当科、放射線腫瘍科の両者の診察をお受けいただき、陽子線治療適応判定委員会において複数科の医師、コメディカルの承認を得て、最終決定いたします。

患者様へ

当日持参していただくもの

- 保険証、各種医療証
- お薬手帳、もしくは薬剤情報提供書

予め送付されていない場合には以下の資料もお願いいたします。

- 診療情報提供書（紹介状）
- CTやMRなどの画像データのコピー（CD-R）
- 病理レポート
- 放射線治療歴のある場合には照射録・線量分布

治療費について

保険収載されている疾患については、保険診療で治療いたします。これ以外で、先進医療の枠組みのなかで治療できる疾患については、先進医療で治療いたします。この場合、陽子線治療の技術料316万円がかかりますが、それ以外の検査や入院費などは通常の保険診療となります。先進特約に加入されている方は保険会社が技術料を負担することになりますので、詳細は保険会社にお尋ねください。両方の枠組みに入らず、陽子線治療が有効と考えられる疾患については自由診療で陽子線治療を受けることが可能です。混合診療は認められていませんので、この場合には、検査や入院費もすべてが自費となります。

電話相談のご案内

初診までの患者さんを対象に、陽子線治療や受診方法についてのご相談をお受けしています。診療に関連する事項については担当医師が対応しますが、診療中であることも多いため、電話に出られないことがあることを御承知おきください。また、治療適応などの判断が難しい質問にはセカンドオピニオンとして来院されるように勧めております。受診方法については病診連携室に電話を回しますので、そこで予約をお願いいたします。

TEL ▶ 0467-46-1717

受付時間 … 平日　9：00〜16：30

連絡先

医療機関用：湘南鎌倉総合病院 病診連携室 初診予約
TEL ▶ 0467-46-9966
患者様用：湘南鎌倉総合病院　代表
TEL ▶ 0467-46-1717
受付時間 … 平日　9：00〜16：30

交通のご案内

電車●JR東海道線大船駅
　シャトルバス▶大船駅西口、葉山ハートクリニック、湘南かまくらクリニック、湘南鎌倉バースクリニック間
　路線バス▶大船駅西口　神奈中バス
　　・渡内経由藤沢駅北口行き　公会堂前下車
　　・南岡本行き　南岡本下車
　　大船駅東口　江ノ電バス
　　・藤沢駅北口行き　南岡本下車
　　藤沢駅南口　江ノ電バス
　　・湘南鎌倉総合病院行き　湘南鎌倉総合病院下車
　タクシー▶大船駅西口（大船観音側）タクシー乗り場より
駐車場●あり

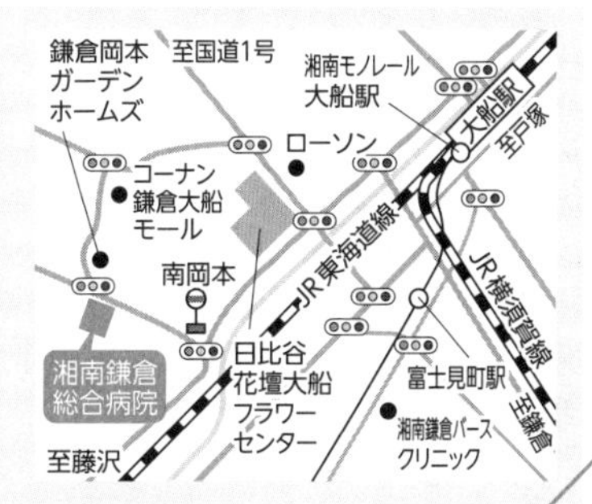

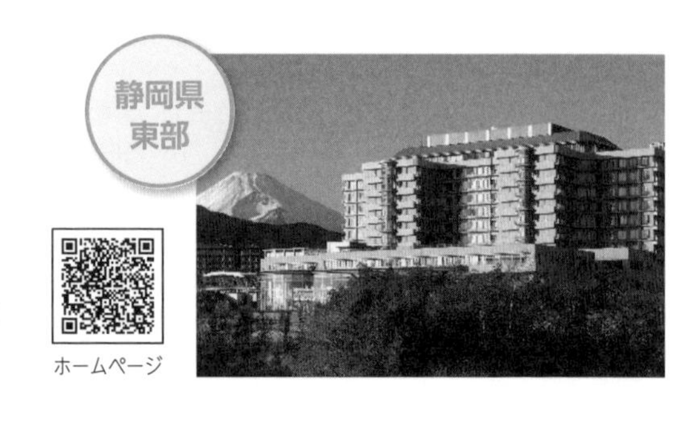

静岡県立静岡がんセンター放射線・陽子線治療センター

ホームページ

〒411-8777
静岡県駿東郡長泉町下長窪1007番地　TEL 055-989-5222

施設の特徴

静岡がんセンターは静岡県東部の駿東郡長泉町に2002年9月に開院し、その基本コンセプトは「患者さん視点の重視」であり、具体的には患者家族支援に力を入れつつ理想のがん医療を目指すものです。

陽子線治療は2003年10月から国内４番目の病院内設置型陽子線治療施設として運用を開始し、陽子線治療棟は診察室・治療計画室・治療計画用CT室を備え、病院本棟と1・2階で直結しています。

患者さんのがんを担当するキャンサーボードで、外科切除、化学療法、通常放射線治療や高精度放射線治療ならびに陽子線治療が、その患者さんの治療としてお勧めできるかどうかをよく検討したうえで陽子線治療適応の有無を判断しています。

小児がん、前立腺がんなど約６割が保険診療の対象患者、静岡県内からのほか、県外隣接地域からの患者さんも多くおられます。

小児・AYA世代の希少がんに対する集学的治療の一翼を担うとともに、標準治療が困難な高齢患者さんの成績向上、先進医療から保険適用となる疾患の一層の拡大を目指しています。

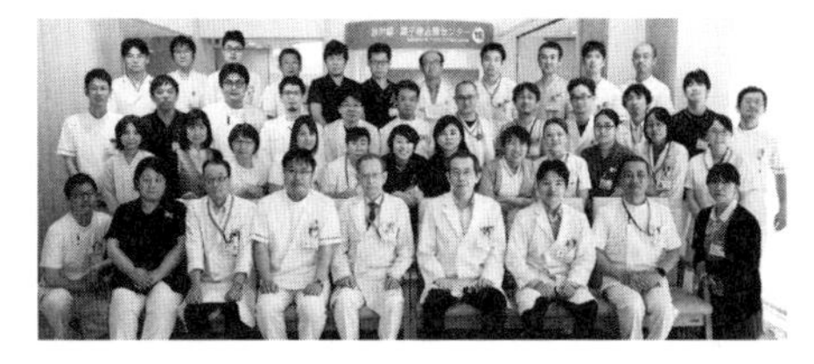

陽子線治療担当医

- 放射線・陽子線治療センターに属する放射線治療医が専門領域に応じ、陽子線治療もIMRTなどの高精度放射線治療も担当します。

基本データ

設立年●2002年
病床数●615床
陽子線治療室数●2室
放射線科医師数●14人
診療放射線技師数●20人
医学物理士数●6人
看護師数●6人

患者さんへのメッセージ

当院では陽子線治療患者さんには陽子線治療の対象疾患の主たる診療科となる小児科、泌尿器科、呼吸器内科・外科、肝・胆・膵外科、消化器内科、頭頸部外科、歯科口腔外科、整形外科、脳神経外科、大腸外科、眼科、皮膚科などいずれかの主診療科を併診していただき、毎週開催される疾患領域毎のキャンサーボードにおいて陽子線治療の適応判定を行っています。

治療実績データ

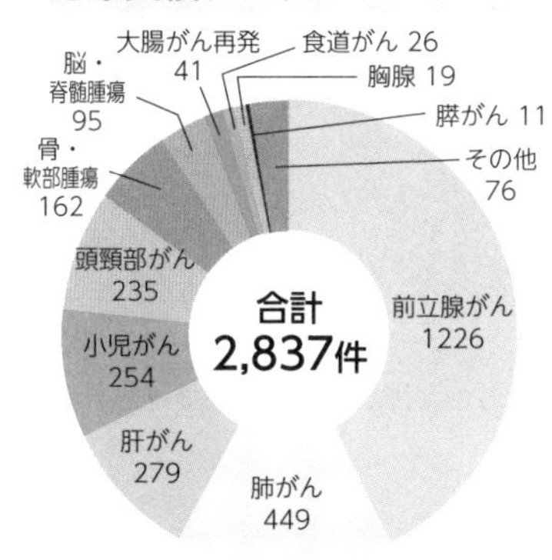

2003年10月～2022年11月末現在

受診の申込方法

陽子線治療の適応検討を希望される場合には、当センター・陽子線治療科または疾患を担当する診療科を受診して頂きます。

- 受診日は「予約センター」(TEL: 055-989-5680) で電話予約できます。
- 陽子線治療適応についてのご相談は、「よろず相談」(TEL: 055-989-5710) でも受付けています。
- 陽子線治療の対象となる疾患でも病状により適応でないと判断される場合もあります。紹介元医療機関の医師や患者さんご本人の負担を軽減するために、いくつかの疾患（肝細胞がん、前立腺がん、骨軟部腫瘍、頭蓋底腫瘍）については、「医療連携室　」(TEL: 055-989-5646、FAX: 055-989-5623) で受診前に治療適応を判断しています。患者情報票(共通)及び適応基準表のFAX送信によりお申込みください。
- 受付時間はいずれも午前8時30分～午後5時（土・日・祝日および年末年始を除く）です。

初診時に持参いただくもの

受診の際には以下のものを紹介元の医療機関からの借用等によってご用意ください。

- 紹介状：「診療情報提供書」として作成されたもの
- 診断用画像：CT・MRI・PET検査などの画像（フィルム、CDなど）
- 病理診断のための資料：病理標本（プレパラート）または病理診断報告書の写し
- その他、保険証や各種医療証、お薬手帳や薬剤情報提供書など

治療費について

保険診療、あるいは一部の疾患については先進医療や臨床試験になります。先進医療の場合、照射回数に応じて、一連の治療に対して技術費が240万円～280万円となります。

先進医療に係る費用

「先進医療A」に係る費用は次の「基本料」と「照射料」の合計になります。陽子線治療にかかわる診察・検査料・入院料などの一般診療費（公的医療保険適用）は別途必要になります。

また、「先進医療B」対象の陽子線治療費用は、試験研究ごとに先進医療費および減免措置の有無が異なりますので、詳細は医事課担当者におたずねください。

基本料：240万円（10回照射までを含みます）静岡県民（治療行為前に1年以上在住する方）の場合は、上記より2万円が減免されます。

照射料：10万円／5回

基本料金＋照射料の上限額：280万円

電話相談のご案内

よろず相談（相談支援センター）ではがん相談専門の相談員が、お話をうかがい、一緒に考え、問題を解決するお手伝いをします。陽子線治療をご希望の患者さんには、陽子線治療の適応や受診方法についてのご相談をお受けしています。

TEL ▶ 055-989-5710（直通）

TEL ▶ 055-989-5222（代表）
受付時間 … 8：30～17：00
月曜日～金曜日（土・日、祝日、年末年始を除く）

交通のご案内

電車● JR東海道線・新幹線「三島駅」JR御殿場線「長泉なめり駅」
バス▶「三島駅」南口から約20分～30分「長泉なめり駅」駅前から約10分
タクシー▶「三島駅」北口から約15分「長泉なめり駅」駅前から約5分
車●【東京方面より】
（1）東名高速道路「沼津IC」あるいは新東名高速道路「長泉沼津IC」より伊豆縦貫自動車道へ。伊豆縦貫自動車道「長泉IC」出口からR246経由(およそ15分)
（2）東名高速道路「裾野IC」よりR246経由(およそ20分)
【名古屋方面より】
東名高速道路「沼津IC」あるいは新東名高速道路「長泉沼津IC」より伊豆縦貫自動車道へ。
伊豆縦貫自動車道「長泉IC」出口からR246経由(およそ15分)
https://www.scchr.jp/directions/index.html

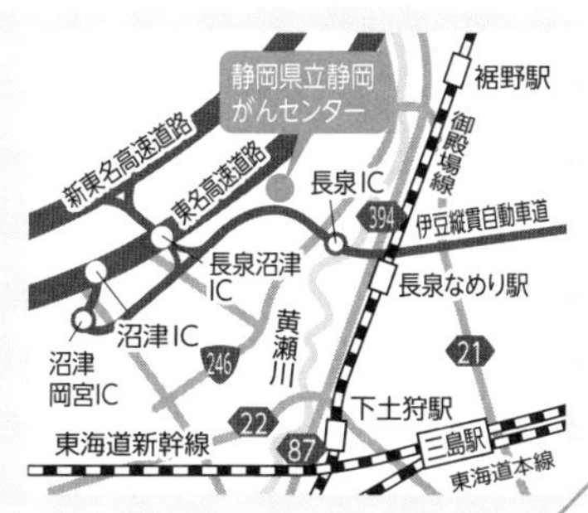

第3章 粒子線治療を受けるとき

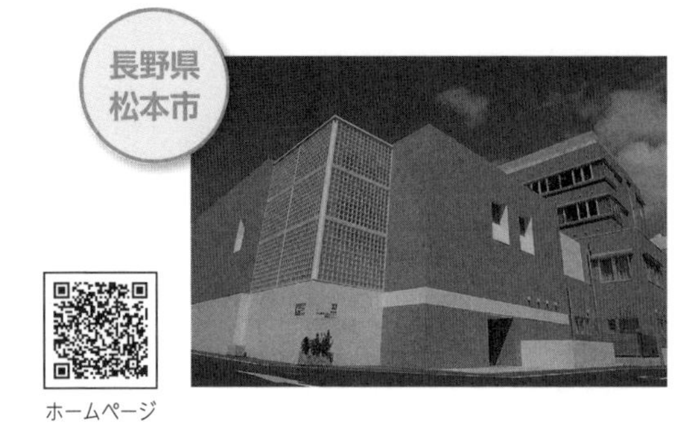

社会医療法人財団慈泉会

相澤病院 陽子線治療センター

〒390-8510
長野県松本市本庄2丁目5-1　TEL 0263-33-8640　FAX 0263-33-8663

施設の特徴

当院では2007年にがん集学治療センターが開設され「がんの集学的治療」を強力に推進しています。集学的治療体制をより拡充するために2014年に陽子線治療装置を導入、同年9月からがん集学治療センター内に『相澤病院陽子線治療センター』を設置して治療を開始し、12月からは先進医療による治療を始めました。

「小児腫瘍（限局性の固形悪性腫瘍に限る）」の治療においては、小児陽子線治療を円滑かつ安全に行うために、信州大学医学部附属病院ならびに長野県立こども病院と「小児陽子線治療の連携協定」を締結し、治療適応に関しては各病院の主治医（小児血液・がん専門医）と当院の陽子線治療担当医で検討のうえ決定しています。

陽子線治療担当医

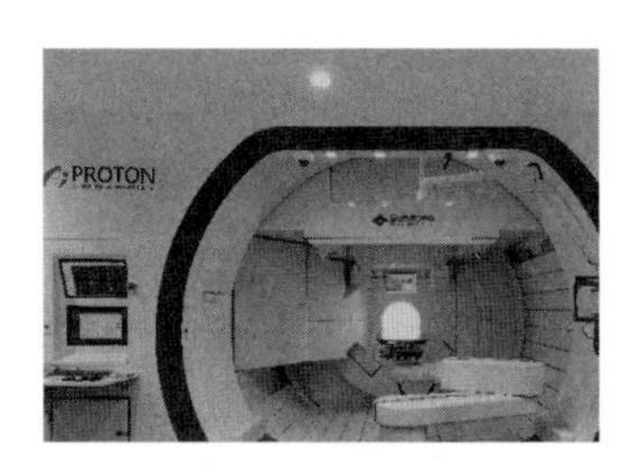

- 日本医学放射線学会放射線治療専門医３名が診療・治療に当たっています。また小児症例で鎮静を要する場合には、当院小児科専門医または麻酔科専門医の管理の下で安心して治療を受けていただけるようにしています。

基本データ

設立年●2014年
陽子線治療室数●１室
放射線治療科医師数●３人
診療放射線技師数●5人
医学物理士数●２人
看護師数●２人

患者さんへのメッセージ

陽子線治療は期待される放射線療法の一つであり、万能ではありません。患者さん一人ひとりにとって、本当に陽子線治療が必要か、最適であるかといったことを、治療中、治療後の生活などさまざまな角度から検討していきます。私たちは、陽子線治療があるからやるのではなく、「患者さんが納得のいく治療とは何か」を最も大切に考え、陽子線治療にあたっています。

当センターではすべてのスタッフ一丸となって患者さんの不安に寄り添いながら、長い期間の治療を安心して完遂していただけるよう努めております。ご不明な点は何なりとご相談ください。

治療実績データ

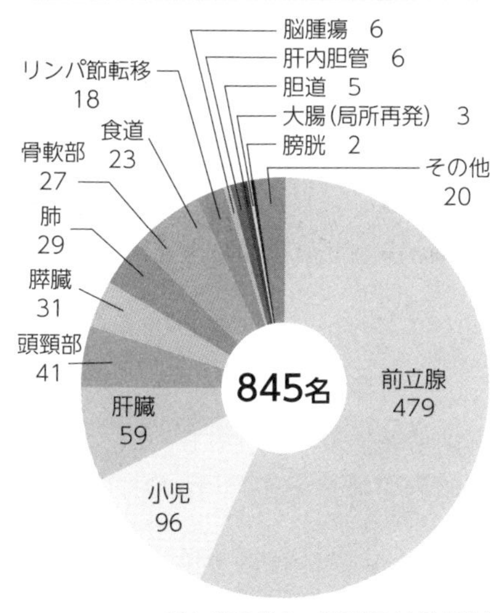

2014年の設立～2022年11月末現在

受診の申込方法

診療は完全予約制です。患者さんもしくはご紹介元医療機関の医療連携ご担当者から下記へご連絡ください。事前の診療情報（紹介状、検査報告書のコピー、画像データのコピー（CD-R)、病理標本（プレパラート)、病理診断報告書等）の提供方法、受診予約の流れについてご案内いたします。詳しくは当陽子線治療センターのHPをご参照ください。

連絡先▶相澤病院陽子線治療センター

TEL▶0263-33-8640（直通）

FAX▶0263-33-8663

受付時間▶平日　9：00～16：30

初診時に持参いただくもの

- 受診ご予約後に当センターから送付する予約票、問診票・アンケート（ご記載ください)、その他ご案内書類一式。
- 診療情報提供書（紹介状）原本の他、ご紹介元医療機関から発行された資料（書類、CD-R等）一式（詳細は当陽子線治療センターのHPをご参照ください。)
- 健康保険証、患者さんが交付を受けている各種医療受給者証等
- お薬手帳、もしくは薬剤情報提供書

治療費について

保険診療対象疾患の場合、月ごとの自己負担は高額療養費制度の上限までです。お手元の健康保険証に記載されている保険者へ「限度額適用認定証」の取得手続きをお願いします。

保険診療対象外となる疾患の一部については先進医療の対象です。一つの治療に対して技術料として【先進医療A】の対象疾患であれば305万5千円、【先進医療B】の対象疾患であれば160万円がそれぞれ自己負担額となります。このほか、診察、検査、投薬など一般保険診療と共通する部分の自己負担分があります。

電話相談のご案内

当院がん集学治療センター内に「がん相談支援センター」が設置されており、患者さん・ご家族等、院内外を問わず、がん治療に関する様々なご相談をお受けしています。

TEL▶0263-33-1251（直通）

受付時間…平日　9：00～16：30

- 電話相談以外に、面談でのご相談もお受けしています。
- 治療適応などの判断を行うことはできません。

交通のご案内

電車●松本駅（JR中央本線特急あずさ号・特急しなの号、JR篠ノ井線、JR大糸線、アルピコ交通上高地線）お城口より徒歩20分
高速バス・長距離バス：松本バスターミナルより徒歩17分

路線バス●アルピコ交通「タウンスニーカー南コース」 松本駅お城口より乗車約6分

車●中央自動車道経由または上信越自動車道経由、長野自動車道 松本ICより　約20分

駐車場●あり

https://aizawahospital.jp/access/

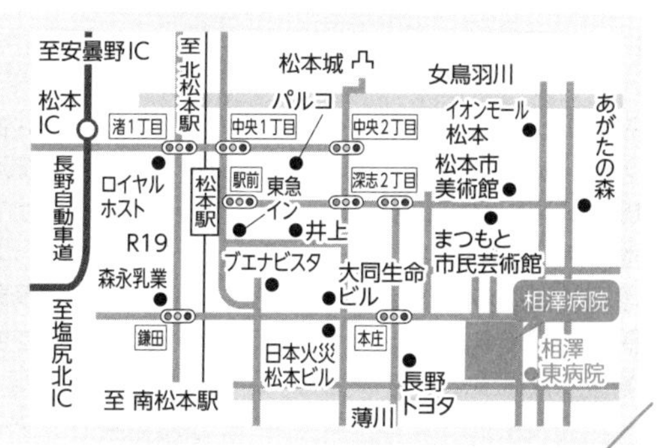

福井県
福井市

福井県立病院 陽子線がん治療センター

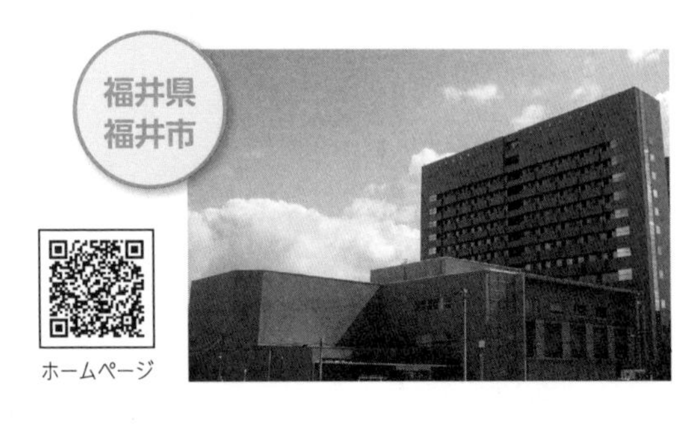

ホームページ

〒910-8526
福井県福井市四ツ井2丁目8-1　TEL 0776-57-2981　FAX 0776-57-2987

施設の特徴

当センターは基礎的研究として若狭湾エネルギー研究センターで行われた「陽子線がん治療臨床研究」をもとに、2011年に福井県立病院内に日本海側初の陽子線がん治療施設として開設され治療を開始致しました。

当施設は総合病院の中にある陽子線治療施設として、各科の専門医と協力して専門的技術を用いた集学的な陽子線治療を行うとともに、基礎疾患のある患者さんにも対応可能な施設として、きめ細やかな陽子線治療を行っています。また小児がんなどでは他施設（2大学）と協力しWebキャンサーボード（カンファレンス）を繰り返し行い、情報交換を密にした適切な治療を行っています。

さらに2015年に当施設内に「陽子線治療研究所」を開設し、CT自動位置決め装置を用いた高精度陽子線治療の研究やX線治療と陽子線治療を組み合わせた「混合照射法」の研究を進め、多くの成果を出しています。また乳がんに対する陽子線治療を用いた臨床研究（費用は当院が負担）は第1相1段階が終了し、第2段階に入り治療継続中です。

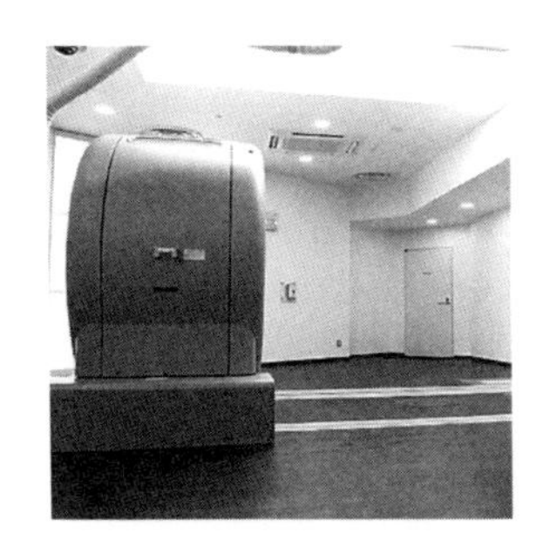

陽子線治療担当医

- 当センターの医師は常勤5名、非常勤4名（計9名）ですが、全員が放射線治療の専門医です。我々はエックス線治療はもちろん陽子線治療の経験も豊富で、患者さんごとに陽子線治療担当医が付きますが、疾患ごとに各分野の専門家が対応します。また当院では、各科の専門医や認定医の協力のもと合同で連携して治療に当たります。

基本データ

設立年●2011年
病床数●759床
陽子線治療室数●3室
放射線科医師数●5人
診療放射線技師数●7人
医学物理士数●3人
看護師数●3人

患者さんへのメッセージ

当センターは福井県立病院という大きい総合病院の中にあり、入院治療・外来治療の両方に対応しています。スタッフ間で連日カンファレンスを行い、治療に伴う変化に対しても素早く対応しています。また必要に応じ各科を受診いただくことも可能です。我々にできることは何でもしたいと考えていますので、我慢されず何でもお話しいただければと思います。（陽子線がん治療センター長　玉村　裕保）

治療実績データ

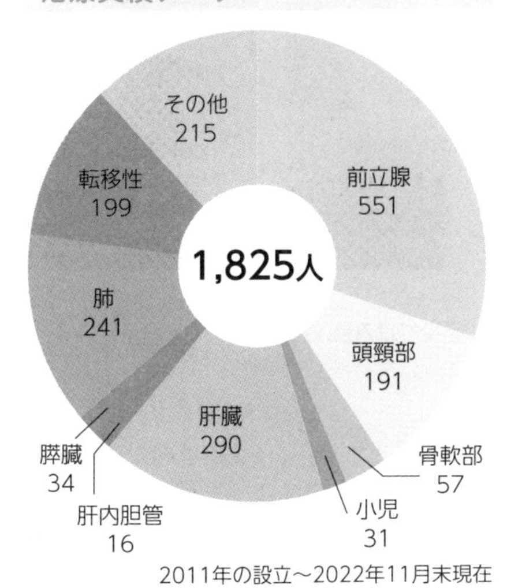

2011年の設立～2022年11月末現在

受診の申込方法

当院の初診予約は紹介元医療機関からのFAX申込による紹介予約制となっています。当院のチェックシートもしくは診療情報提供書をもとに、担当医が陽子線治療の可否について判断の上、お返事させていただきます。受診の希望がある場合には、紹介元の医療機関の連携室を経由してご予約させていただきます。詳細は下記の問い合わせ先へご連絡、または当院HPをご参照ください。

連絡先▶福井県立病院　陽子線がん治療センター
受付時間（診療時間と異なる場合）▶
平日　8：30～17：00
TEL▶0776-57-2981
FAX▶0776-57-2987
E-MAIL▶youshisen@pref.fukui.lg.jp

初診時に持参いただくもの

- 診療情報提供書（紹介状）
- CTやMRIなどの画像データのコピー（CD-R）
- 病理レポート
- 照射録・線量分布〔放射線治療歴のある場合〕
- 保険証、各種医療証
- 感染症の最新検査結果のコピーおよびお薬手帳、もしくは薬剤情報提供書

疾患等によっては下記も必要になる場合があります。

- プレパラート（病理標本）

治療費について

保険診療、あるいは一部の疾患については先進医療や臨床試験になります。先進医療の場合、照射回数により治療費が異なります。20回まで240万円、21～25回まで250万円、26回以上は260万円となります。臨床試験では治療費の負担はありません。このほか、診察や検査に関する費用は、公的医療保険の適用となります。

電話相談のご案内

初診までの患者さんを対象に、陽子線治療や受診方法についてのご相談をお受けしています。

TEL▶0776-57-2981

受付時間 … 平日　8：30～17：00

- 土日祝日は除きます。
- 相談は電話および面談（セカンドオピニオン）で行っております。
- 治療適応などの判断については、チェックシートでお問い合わせください。
  FAX▶0776-57-2987

交通のご案内

電車●JR福井駅
バス▶福井駅バスターミナル（36番乗り場）より乗車約15分
タクシー▶約10分　　徒歩▶約20分
車●北陸自動車道　福井ICより10分　福井北ICより10分
駐車場●あり　（30分無料、4時間まで100円）
その他●お車でお越しの場合は、カーナビで代表電話「0776-54-5151」もしくは「福井県立病院」で検索ください。
URL　https://fph.pref.fukui.lg.jp/yosisen/

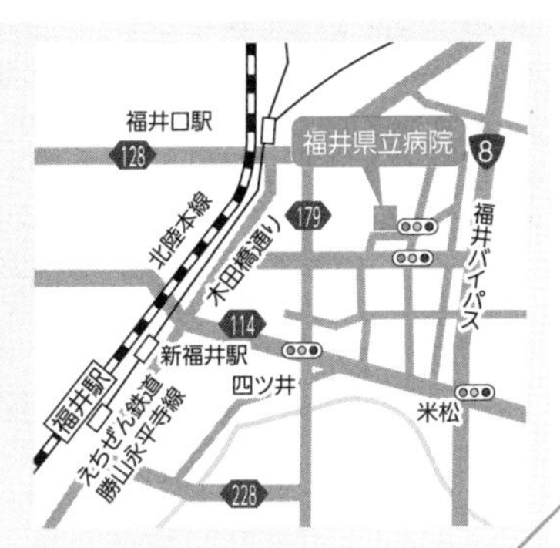

愛知県
豊橋市

社会医療法人明陽会

成田記念
陽子線センター

ホームページ

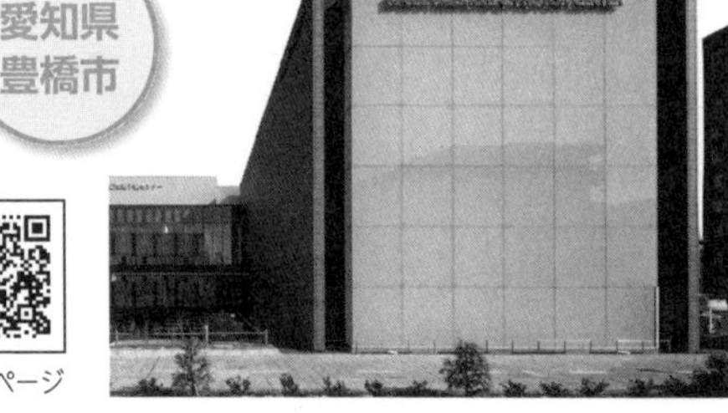

〒441-8021
愛知県豊橋市白河町78番地　TEL 0532-33-0033　FAX 0532-33-0032

施設の特徴

社会医療法人明陽会は1951年より約70年間地域の医療を担ってきました。現在は急性期から回復期そして在宅に至る総合的な医療を行っています。陽子線センターを立ち上げる契機は、2012年に病院が新築移転した際に、その旧病院跡地の利用を検討したことです。2018年に東海地方で初の民間施設として陽子線治療を開始しました。東海道新幹線も乗り入れている豊橋駅から徒歩3分と交通至便な場所にあるため、豊橋や近隣の市町村の患者さんのほかに、遠隔地からも通院で治療に来られます。当センターには入院設備はありませんが、入院しながらの治療が必要な場合は、車で3分（徒歩4分）の成田記念病院に入院していただき、送迎治療を行います。また、成田記念病院には温熱療法（ハイパーサーミア）、高気圧酸素療法の医療機器があり、それらを併用した陽子線治療も行っています。

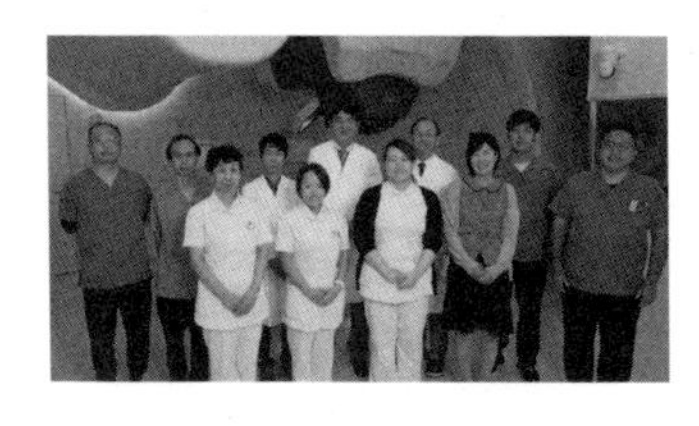

陽子線治療担当医

- 陽子線治療は3名の医師が担当しています。
- 陽子線治療の対象になるかは、すべてのケースでキャンサーボード（専門医師が参集して治療方針を検討）を通して行っています。

基本データ

設立年●2018年
病床数●0床
陽子線治療室数●1室
放射線科医師数●3人
診療放射線技師数●5人
医学物理士数●2人
看護師数●3人

患者さんへのメッセージ

当センターでは最先端の陽子線治療装置PROTEUS ONE（ベルギーIBA社製）を導入しています。この装置では、スキャニングという新しい技術を用いて、細い陽子線ビームで病巣をなぞるように撃ち抜いていきます。数ある陽子線装置の中でもピンポイント性をさらに高めた装置です。これまでは治すことが困難であった様々ながんも治癒する可能性が高まりました。当院の陽子線治療の対象は、前立腺がん、肝がん、膵がん、肝内胆管がん、大腸がんの術後局所再発、肉腫、小児腫瘍、頭頸部がん・脳腫瘍の一部、肺がん/肺転移、肝転移、頭蓋底腫瘍、食道がん、リンパ節転移などです。すべての疾患や病期に適用できるわけではありませんが、可能かどうかについて是非ご相談ください。(センター長　芝本 雄太)

治療実績データ

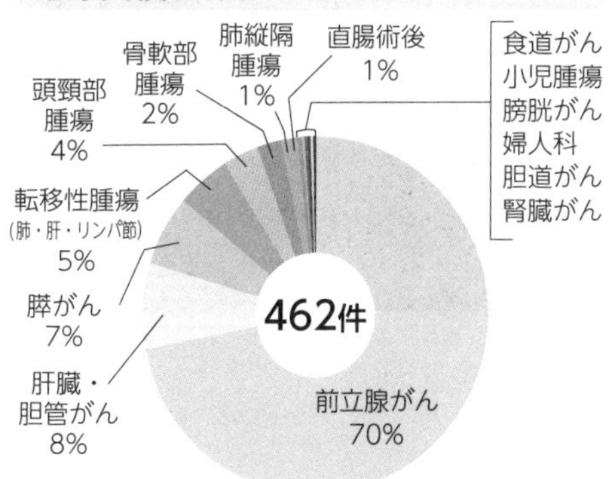

2018年9月～2022年11月末現在

受診の申込方法

受診を希望される方は、まずかかりつけ医（主治医）にご相談ください。紹介予約制になっており、主治医を通じて当院病診連携室にFAXで申込んでもらって下さい。予約が取れましたら当院から主治医に連絡します。尚、セカンドオピニオン受診の場合、患者さんもしくはご家族からの電話による直接申し込みも受け付けています。セカンドオピニオンの診察は自費となり健康保険は適用されません。

詳しくは当センターホームページまたは下記へお問い合わせください。

連絡先　病診連携室
TEL ▶ 0532-31-2528
FAX ▶ 0532-31-2279
セカンドオピニオン
TEL ▶ 0532-33-0033
（成田記念陽子線センター）

外来診療日▶
平日　8：30～11：30 、13：30～17：30
土曜日　8：30～11：30（第１・第3のみ）
詳しくは：HP ▶ http://www.meiyokai.or.jp/proton/

初診時に持参いただくもの

- 診察予約票（当院発行）
- 診療情報提供書（紹介状）
- 画像CD、検査結果等の資料
- 病理プレパラート
（前立腺がんの方のみ）
- 保険証、各種医療証
- お薬手帳
- セカンドオピニオン同意書
（セカンドオピニオンの方のみ）

治療費について

保険診療による治療の場合には、通常の医療費と同様に自己負担割合に応じて１～３割の自己負担で治療が可能です。高額療養費制度が適用になりますので、年齢や収入によって異なりますが、自己負担はさらに少なくなります。

先進医療または自由診療による治療の場合、治療費は300万円となります。これに治療に必要な検査や診察などの費用が加わります。

電話相談のご案内

受診方法などのお問い合わせは、成田記念陽子線センターにお電話にてお願いします。

TEL ▶ 0532-33-0033

対応時間 … 平日　9時～17時
※治療適応などの判断を電話で行うことはできません。

交通のご案内

電車●豊橋駅（新幹線・JR・名鉄乗り入れ）西口から徒歩３分
車●東名高速道路　豊川ICより12km
駐車場●あり
その他●ホームページ
http://www.meiyokai.or.jp/proton/
右記のQRコードにてグーグルマップを参照してください。

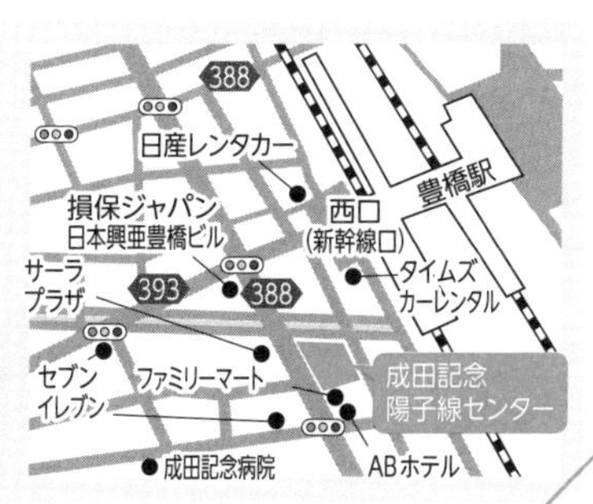

愛知県
名古屋市

名古屋市立大学医学部附属西部医療センター名古屋陽子線治療センター

ホームページ

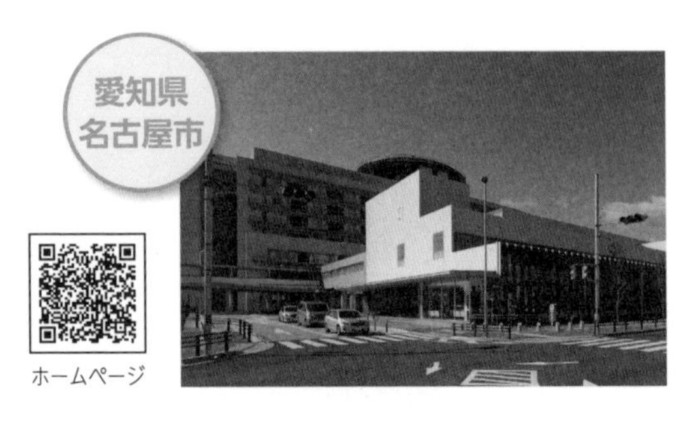

〒462-8508
名古屋市北区平手町1丁目1番地の1　TEL 052-991-8145　FAX 052-856-0049

施設の特徴

当院は2013年に東海3県初の粒子線治療施設として陽子線治療を開始しました。治療室は3室あり、そのうち1室はスポットスキャニング法という技術をアジアで最初に導入しています。500床の総合病院である西部医療センターの一部門として運営していますので、各診療科と連携をとりながら化学療法併用の治療も行っています。陽子線治療の最大の特徴の1つが正常組織への照射線量を減らすことができることですが、スペーサー（放射線治療用合成吸収性材料）といわれるものを使用することで正常組織の照射線量をさらに減らし、有害事象を減らす試みにも積極的に取り組んでいます。2022年9月までに前立腺がんに対するスペーサーの使用は1,600名を超え、国内最多の施行数となっていますが、大きな副作用はなく約4年6ヵ月の間、直腸出血に至る事例は発生していません。

陽子線治療担当医

- 頭頸部腫瘍、口腔腫瘍、肺腫瘍、食道腫瘍、肝臓腫瘍、胆道腫瘍、膵がん、大腸がん、前立腺がん、骨軟部腫瘍などに対する専門的な治療を行っています。
- 放射線科医師のみならず、外科専門医、内科専門医、小児腫瘍専門医、頭頸部外科専門医、口腔外科専門医も合同で治療に当たっています。

基本データ

設立年●2013年
病床数●500床
陽子線治療室数●3室
放射線科医師数●7人
診療放射線技師数●16人
医学物理士数●4人
看護師数●9人

患者さんへのメッセージ

総合病院の一部門としての診療を行っているため、化学療法の併用や副作用対策などを行っています。

治療回数を減らして患者さんの負担を減らす試みにも積極的に取り組んでおり、前立腺がんにおいては重粒子線治療で標準的に行われている週4回、合計12回の陽子線治療を行っています。

治療実績データ

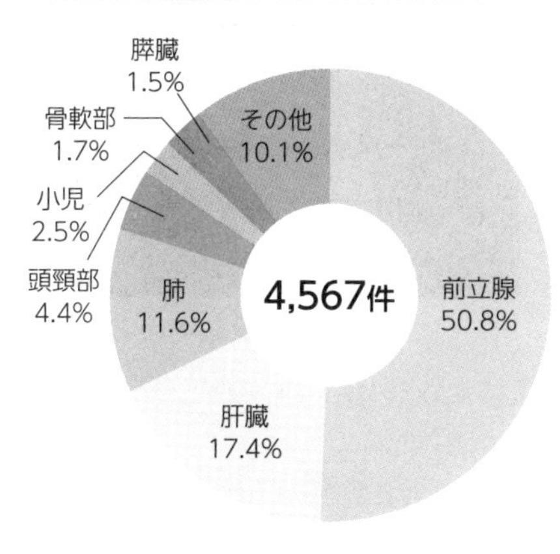

2013年の設立～2022年11月末現在

受診の申込方法

陽子線治療を希望される患者、家族の方はセカンドオピニオン外来を受診してください。申込は、紹介元医療機関から当院あての紹介状（診療情報提供書）とセカンドオピニオン申込書を郵送または持参してください。なお、現在かかっている医療機関に地域医療連携室の窓口があり、他院への予約申込を行っている場合は、紹介元医療機関からFAXによる申込受付をしています。詳細は下記の問い合わせ先へご連絡、または当院ホームページをご参照ください。

連絡先
名古屋市立大学医学部附属西部医療センター
地域医療連携センター
TEL ▶ 052-991-8145
FAX ▶ 052-856-0049
ホームページ▶
https://www.nptc.med.nagoya-cu.ac.jp/patient.html

初診時に持参いただくもの

【事前に主治医の先生から受け取っていただくもの】
1．画像診断のCD-R、フィルムなど
（CTやMRI、レントゲンなどを撮影している場合にご用意ください。）
2．組織標本
3．検査の結果（紹介状に記載があれば必要ありません。）
※1から3までの資料で予約申込時に用意が可能なものは、紹介状とともにご用意ください。

【ご自身でご用意いただくもの】
4．保険証
5．各種医療証
6．内服薬の内容がわかるもの（お薬手帳など）
7．家族のみで面談される場合
・患者さんの同意書
・患者さんと家族の関係を証明できる書類

治療費について

【保険診療の場合】
保険適用されている部位や医療費の一部負担（自己負担）割合により陽子線治療料が異なります。また、高額療養費制度など自己負担額を軽減する制度も設けられています。

【先進医療の場合】
陽子線治療料288万3千円は患者さんの全額自己負担となります。陽子線治療料以外の診療や検査、投薬などについては健康保険の対象となりますので、患者さんの自己負担は1～3割となります。

電話相談のご案内

病状などは電話でのお話だけでは判断が難しいため、電話相談は行っていません。陽子線治療を希望される方はセカンドオピニオン外来でのご相談とさせていただいています。

交通のご案内

お車でお越しの場合は、カーナビで「西部医療センター」もしくは「志賀公園」で検索ください。公共交通機関は以下のホームページをご参照ください。
https://www.west-medical-center.med.nagoya-cu.ac.jp/hospital/map

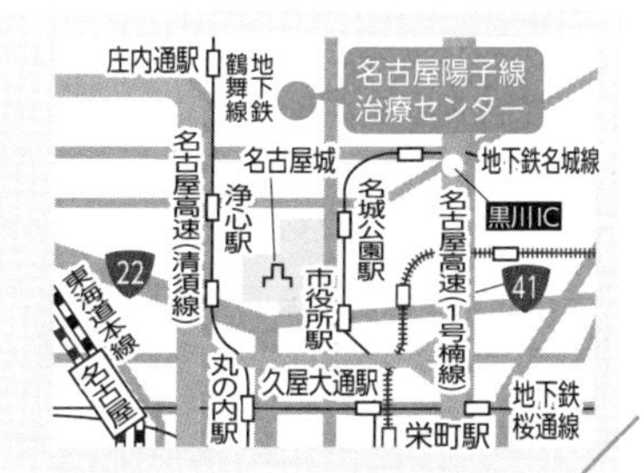

京都府
京都市

京都府立医科大学
附属病院
永守記念最先端がん
治療研究センター

ホームページ

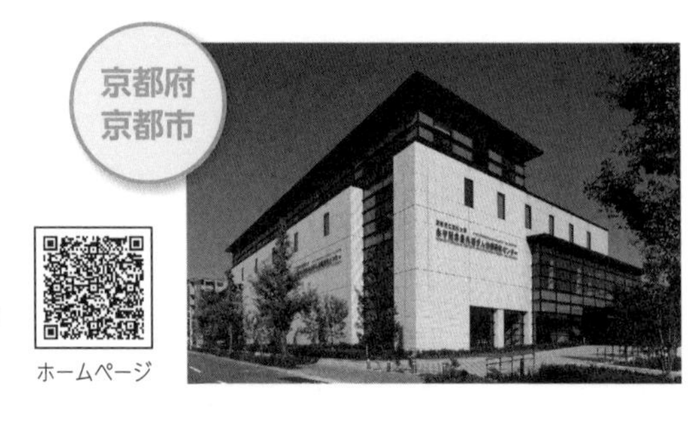

〒602-8566
京都府京都市上京区河原町通広小路上ル梶井町465　TEL 075-251-5111 (代表)　FAX 075-211-7093

施設の特徴

当院は京都府内初の陽子線治療施設として、2019年より診療を開始いたしました。

大学病院に併設する陽子線治療施設として、各分野の専門医と協力して患者さん一人ひとりに適した治療を提供いたします。また、当院は小児がん拠点病院にも指定されており、小児腫瘍に対する陽子線治療も積極的に行っています。治療室の1室はオリジナルキャラクターの絵が描かれ、お子様が治療を受ける際の恐怖心をできる限り少なくし、少しでも親近感を抱いてもらえるように配慮しています。

当院の陽子線治療装置は、「スポットスキャニング法」と呼ばれる細い陽子ビームを走査して腫瘍の形状に合わせて照射する手法を用い、高精細な照射が可能です。さらに、呼吸や腸管運動などに伴って体内で動く腫瘍に対しては、病変の近傍に金属マーカーを留置し、体内運動を監視しながら陽子線を照射する「動体追跡照射」により、病変の体内運動に対応した高精度な治療を実現します。

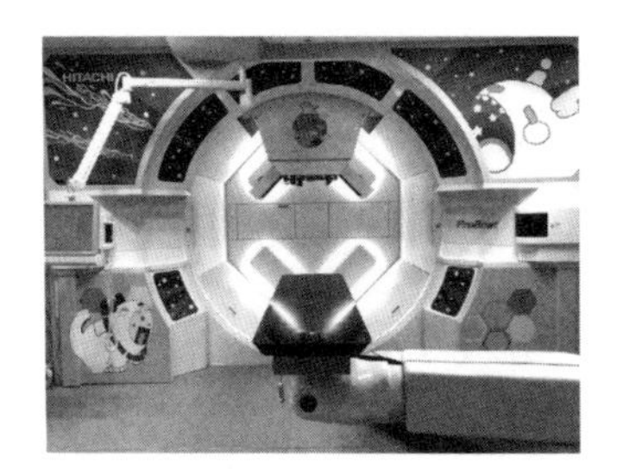

陽子線治療担当医

- 京都府立医科大学放射線診断治療学講座ホームページをご覧ください。
http://www.f.kpu-m.ac.jp/k/radiol/firststep/stuff.html

基本データ

設立年●2017年竣工 2019年診療開始
病床数● 0床（附属病院 1065床）
陽子線治療室数●2室
放射線科医師数●10人
診療放射線技師数●17人（放射線治療部門）
医学物理士数●3人
看護師数●5人（放射線治療部門）

患者さんへのメッセージ

当院では、陽子線治療をご希望の方に対して、放射線治療医だけでなく、各臓器・疾患の専門医を加えた検討会で協議し、患者さん一人ひとりに適した治療法を提案します。また、医師、医学物理士、放射線技師、看護師、事務職員による医療チームが一丸となり、良質な医療提供を目指して、患者さんに寄り添った陽子線治療を実践します。

治療実績データ

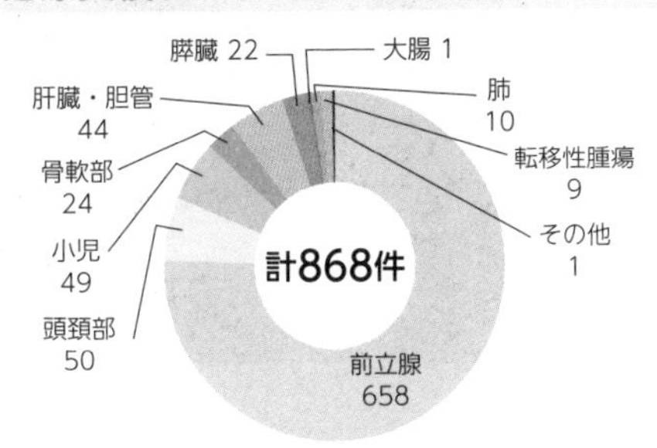

2019年〜2022年11月末現在

受診の申込方法

●成人の方

当院の初診予約は医療機関からのFAX申込による紹介予約制となっています。FAXでご提供いただいた情報をもとに、担当医が受診の可否について判断の上、地域連携室を通じて後日（2~3日後）、主治医の先生宛に受診日時をお返事いたします。

前立腺がんの場合は、まず当院泌尿器科を受診していただき、泌尿器科担当医より放射線科の受診予約をします。その他、疾患・病態によっては放射線科と合わせて該当診療科を同日に受診していただく場合があります。

詳細は下記、または当院HPよりご連絡ください。

連絡先▶京都府立医科大学附属病院　地域医療連携室
TEL▶075-251-5286
FAX▶075-251-5241, 075-251-5289
（所定の事前診察申込書および診療情報提供書）
受付時間（診療時間と異なる場合）▶
平日　8：45〜19：00　土 8：45〜12：00
※FAXは24時間受付

●小児の方

小児がんについては、当院小児科とも相談の上、適切な受け入れ判断を行うために、主治医の先生を通じて当院HPの「医師専用小児がん問合せフォーム」に基本情報をご入力いただくとともに、必要な診療情報を当院にご提供ください。当院での院内検討会（キャンサーボード）を経て適応や受入れの判断を行います。

初診時に持参いただくもの

- 診療情報提供書（紹介状）
- CTやMRIなどの画像データのコピー（CD-R）
- 保険証、各種医療証
- お薬手帳、もしくは薬剤情報提供書
- 〔放射線治療歴のある場合〕過去の照射データがわかる資料

治療費について

保険診療、あるいは一部の疾患については先進医療や臨床試験になります。先進医療の場合、照射回数に関係なく、一連の治療に対して技術費が295万円（疾患により動体追跡技術を用いる場合は313.5万円）となります。このほか、診察料、検査や処方など一般保険診療と共通する部分の費用がかかります。

電話相談のご案内

電話での治療適応の判断は困難ですので、原則として電話相談は受け付けておりません。治療についての相談をご希望の場合、当院では、がんセカンドオピニオン外来を子どもから大人まで各診療科で対応しています。がんセカンドオピニオン外来は完全予約制です。ご希望の方は下記までご連絡ください。

<受付時間および電話番号>
075-251-5283・5284（直通）
075-251-5605（小児専用ダイヤル）
＊小児専用ダイヤルは、午後3時までです。

交通のご案内

JR「京都駅（正面）」から市バス　4、17、205系統
（四条河原町・北大路バスターミナル行き）
→「府立医大病院前」にて下車
阪急電鉄「河原町駅」から市バス　3、4、17、205系統
→「府立医大病院前」にて下車
京阪電鉄「三条京阪駅」から市バス 37、59系統
→「府立医大病院前」にて下車
または　京都バス21、23、41、43系統
→「府立医大病院前」にて下車
京阪電鉄「神宮丸太町駅」下車　徒歩10分
京阪電鉄「出町柳駅」下車　徒歩15分
※駐車場の駐車台数には限りがありますので、なるべく公共交通機関でのご来院をお願いします。
https://www.h.kpu-m.ac.jp/doc/aboutus/access.html

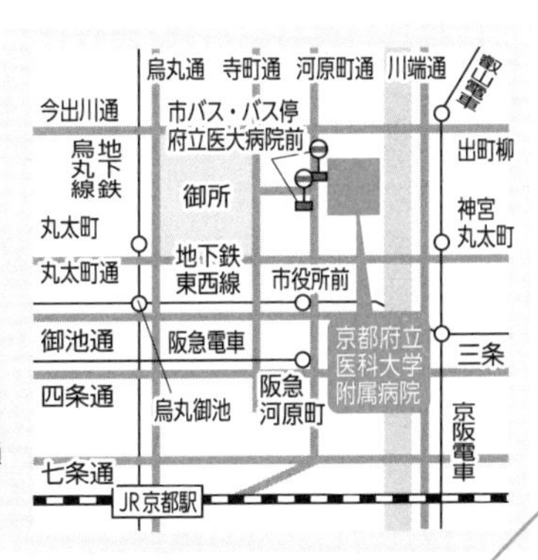

大阪府
高槻市

大阪医科薬科大学 関西BNCT 共同医療センター

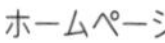
ホームページ

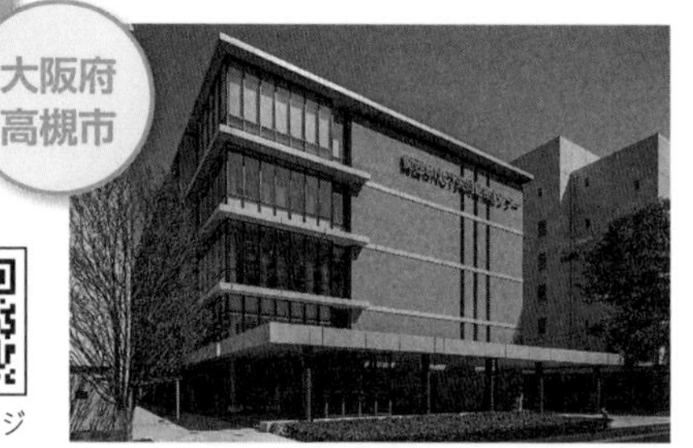

〒569-8686
大阪府高槻市大学町2番7号 (大阪医科薬科大学内) TEL 072-683-1221 (大学代表) FAX 072-684-5730

施設の特徴

関西BNCT共同医療センターは、学校法人大阪医科薬科大学がその基本構想の策定に着手し、3年余りを経て2018年3月に竣工しました。大学病院に併設された教育研究機関に附属する世界初のホウ素中性子捕捉療法（BNCT）臨床施設です。

センター1階には、住友重機械工業株式会社が開発した加速器BNCTシステムが設置されています。また、2階にはPET-CT検査機器が設置されており、センター内で合成した薬剤を利用して検査が行われています。

2020年6月には、再発頭頸部がんに対して世界初のBNCTの保険承認が開始しており、全国から紹介患者を迎えBNCTの治療が進んでおります。

さらに広くBNCTの普及を目指し、脳腫瘍や軟部腫瘍などに対する特定臨床研究や治験などを通じて、BNCTの治療の有効性や安全性を確認しています。

今後は、治療技術の向上と適応がんの拡大等に向け、このセンターにおいて大学附設という特性を活かしながら、臨床治療の実施に併せ更なる研究の推進に努めてまいります。

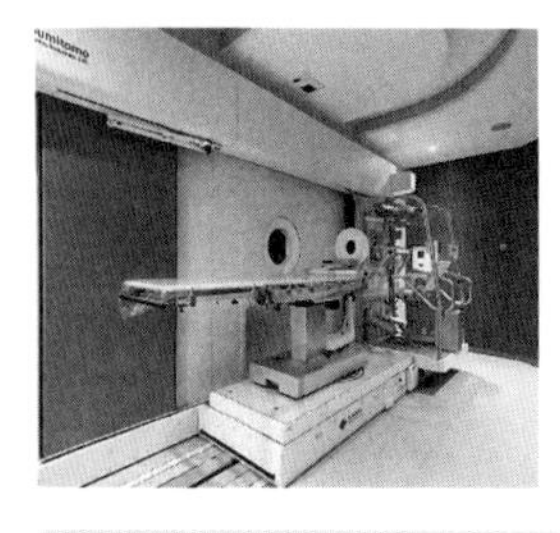

中性子捕捉療法担当医

- BNCTの治療には、放射線腫瘍医、耳鼻科医、脳外科医などがあたっており、BNCTを長年経験した日本中性子捕捉療法学会の認定医が多数在籍しています。また、大阪医科薬科大学病院の各診療科の医師とも連携して、外来診療、検査、キャンサーボードなどBNCTに関する各種の診療活動に従事しています。

基本データ

設立年月●2018年6月
放射線科医師数●3名
耳鼻咽喉科・頭頸部外科医師数●1名
脳神経外科医師数●1名
診療放射線技師数●3名（非常勤1名）
医学物理士数●2名
看護師数●3名（非常勤3名）

患者さんへのメッセージ

当センターは、かかりつけの先生からご紹介をいただき、BNCTの治療のためにご利用いただくことになります。治療に関する不安や迷いについて、専門のスタッフが患者さんに寄り添い、治療に向かえるようサポートを行います。

治療が終了しましたら、経過観察のために当院へ来院いただくこともありますが、基本的に現在のかかりつけの先生のもとで経過観察を継続していただくことになります。

治療実績データ

再発頭頸部がん
照射件数：150件

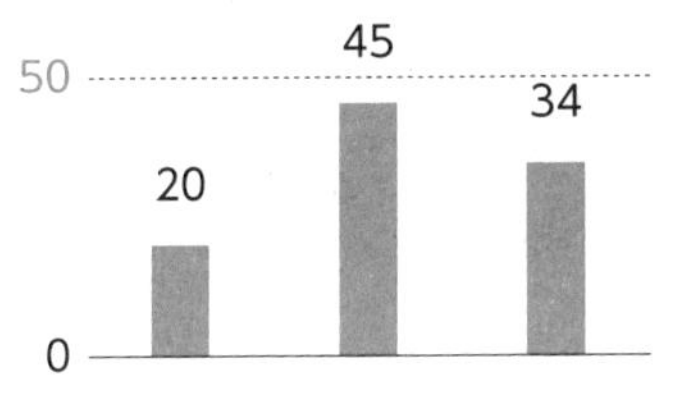

受診の申込方法

当院は、紹介元医療機関からのFAX申込による紹介予約制となっています。

FAXでご提供いただいた書面情報をもとに、BNCT認定医による適応判断を行い、治療適応の可能性があれば追加の情報（画像など）をいただき、治療計画を作成いたします。その結果、「適応有」となれば、受診の手続きをご案内いたします。

詳細は下記の問い合わせ先へご連絡、または当院HPをご参照ください。

郵送先▶大阪医科薬科大学
関西BNCT共同医療センター
TEL▶072-683-1221（大学代表）
FAX▶072-684-5730
受付時間▶月～金曜　9：00～16：30
土曜　9：00～12：00
※第2・4土曜、日祝は休診

初診時に持参いただくもの

- 予約票（当院から紹介元医療機関へお送りしたもの）
- 紹介状（診療情報提供書）
- CTやMRIなどの画像データ（CD-R）等
- 健康保険証、公費負担医療証など
- 診察券（お持ちの方　※旧病院名：大阪医科大学附属病院のものも有効です）
- お薬手帳（薬の内容がわかるもの）

治療費について

保険承認されている再発頭頸部がんにつきましては保険診療で実施しております。BNCTの治療を行うまで必要な外来や検査の費用が必要となります。また、BNCTの治療（照射）は入院して行いますが、治療費は高額療養費制度が適用されます。特定臨床研究の場合は、相談を含めて当院での診療は初診からすべて自費となりますので、お電話などでお問い合わせください。

お問い合わせのご案内

患者さんやご家族、医療機関関係者を対象に、治療や受診方法についてのご相談を電話やメールにてお受けしています。

【メール相談】
当院HP「お問い合わせフォーム」に必要事項をご入力のうえ、ご相談ください。

【電話相談】
TEL▶072-683-1221（大学代表）
受付時間▶月～金曜　9：00～16：30
土曜　9：00～12：00
※第2・4土曜、日祝は休診

- 混み合っている場合は、時間をおいておかけ直しください。
- 面談での相談は行っていません。
- 治療適応などの判断を電話で行うことはできません。

交通のご案内

電車●JR京都線「高槻」駅下車
徒歩：約10分
阪急電鉄京都線「高槻市」駅下車
徒歩：約5分

車●国道170・171号「八丁畷」交差点から府道79号（伏見・柳谷・高槻線）へ入って1つめの信号を西へ
※構内に立体駐車場があります（200台収容・有料）

https://www.ompu.ac.jp/kbmc/center/access.html

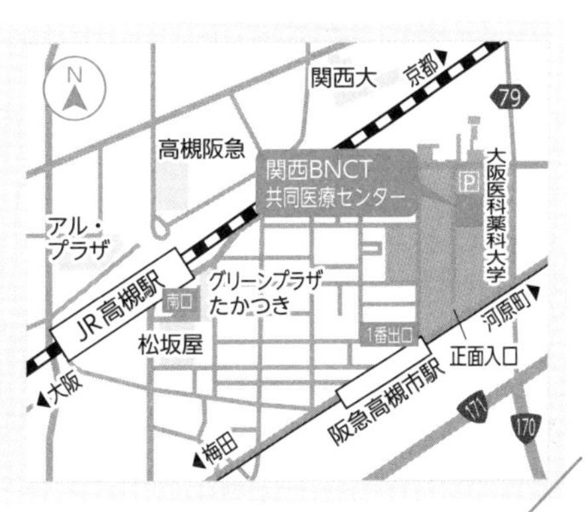

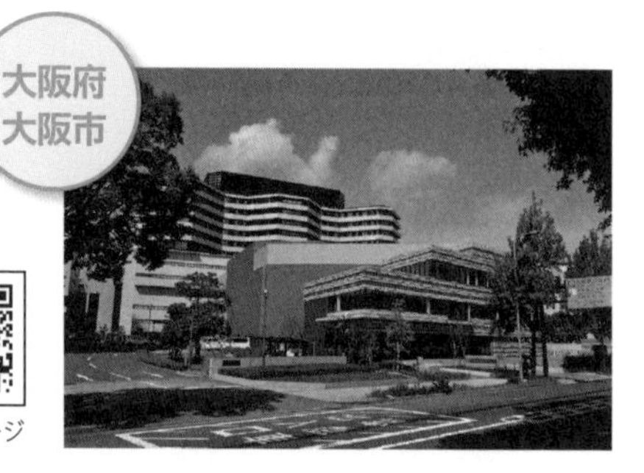

公益財団法人
大阪国際がん治療財団

大阪重粒子線センター

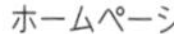
ホームページ

〒540-0008
大阪市中央区大手前3-1-10　TEL 06-6947-3210　FAX 06-6947-3211

施設の特徴

大阪重粒子線センターは大阪初の重粒子線施設として2018年10月より診療を開始しています。大阪の中では大阪城に隣接した官公庁街にあり、災害にも比較的強い地域に立地しています。世界最小といわれるコンパクトサイズの重粒子線治療装置（加速器直径17m）で、高い治療精度の高速スキャニング照射など、日本が世界に誇る技術により、治療を行っています（写真）。

隣接する大阪国際がんセンターと連携し、総合的ながん治療の一角を担っています。大阪の中心に位置することから、通院治療に適しており、働きながらの治療も可能にしています。都市型粒子線施設である利点はこのアクセスにあり、患者様や支えるご家族の利便性を確保できるだけに留まらず、医療スタッフ、装置維持管理、研究開発に携わるすべてのスタッフ、大学からの支援スタッフ、共同研究に参加している大学院生にも大きな利便性を提供しています。

＊HIMAK: heavy ion medical accerelator in Kansai

重粒子線治療担当医

- 頭頸部腫瘍、眼球腫瘍、口腔腫瘍、肺腫瘍、食道腫瘍、乳がん、肝臓腫瘍、胆道腫瘍、膵がん、大腸がん、腎臓がん、婦人科腫瘍、前立腺がん、骨軟部腫瘍のそれぞれに担当医を配置し専門的な治療を行っています。
- 放射線科専門医のみならず、外科専門医、口腔放射線腫瘍認定医も合同で治療に当たっています。
- 適応は院内と院外の各がんの外科専門医、薬物療法専門医、放射線科診断医が参加するキャンサーボードで審査・決定されます。

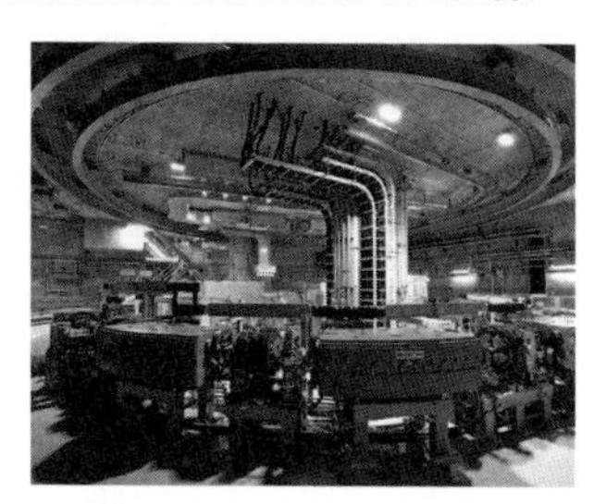
大阪重粒子センター内の加速装置
(直径17m)

基本データ

設立年●2018年（臨床試験開始）
病床数●0床
重粒子線治療室数●3室
放射線科医師数●5人＋非常勤３名
診療放射線技師数●15人
医学物理士数●4人
看護師数●10人

患者さんへのメッセージ

当センターでは隣接する大阪国際がんセンターを含む関西の紹介元医療機関と密に連携協力して、重粒子線治療だけではなく、がん薬物療法や手術療法を含めて総合的により良い治療を行います。私たちスタッフ一同おもてなしの心をもって、患者様中心の医療を目指します。また、安心・安全のもと、質の高い医療を提供します。

治療実績データ

2,672件

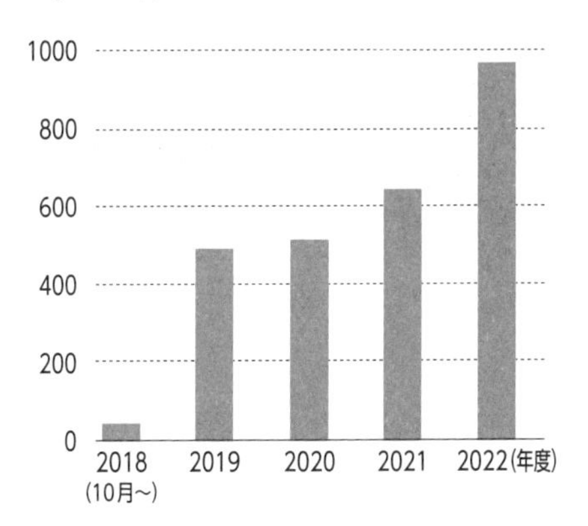

年度別の患者数の推移

受診の申込方法

当センターの受診は、完全予約制です。

受診予約は、当センター/医療連携担当（代表TEL：06-6947-3210・FAX：06-6947-3211）が受け付けています。

紹介元医療機関の（地域）医療連携室の担当者様に当センターの受診予約の申込をお願いしてください。

診察では、診療情報提供書（紹介状）や各種検査結果より、患者様の病態を確認します。

受診後の検討の結果、重粒子線治療の適否を判断いたします。

初診時に持参いただくもの

- 診療情報提供書（紹介状）
- 画像CD-R及び読影所見（腫瘍の経時的変化が分かる画像検査のCD-R及び読影所見）
- 採血結果（腫瘍マーカーの推移、直近の尿素窒素・クレアチニンの値、感染症に関する情報がわかる採血結果）
- 病理所見
- 保険証、各種医療証、お薬手帳

治療費について

保険診療、あるいは一部の疾患については先進医療になります。先進医療の場合、照射回数に関係なく、ひとつの治療に対して技術費が314万円となります。このほか、検査や入院費など一般保険診療と共通する部分の費用がかかります。いずれの適用からも外れる場合、自由診療として可能かはキャンサーボードでの詳細な審査があります。

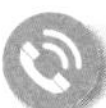

電話相談のご案内

下記にご連絡いただければ、医療連携担当者がご相談に応じます。臨床に関わる部分は看護師または医師に確認の上、お答えいたします。

代表

TEL ▶ 06-6947-3210

FAX ▶ 06-6947-3211

交通のご案内

大阪の中心地に立地した大都市ならではの交通アクセスが確保されています。

最寄駅は、Osaka Metro谷町線・中央線「谷町四丁目」駅、徒歩8分

- 新大阪からOsaka Metro御堂筋線「新大阪」駅乗車（約25分）
- 大阪駅からOsaka Metro谷町線「東梅田」駅乗車（約10分）
- 大阪駅（南口・御堂筋口）大阪駅前バス乗り場3番乗場より大阪シティバス 62: 住吉車庫前行（約20分）「大阪城大手前」下車
  進行方向の交差点を渡り、バス進行方向に直進右手
- その他、伊丹空港から約50分、
  関西国際空港から約70分（公共交通機関を利用した場合）

https://www.osaka-himak.or.jp/access/

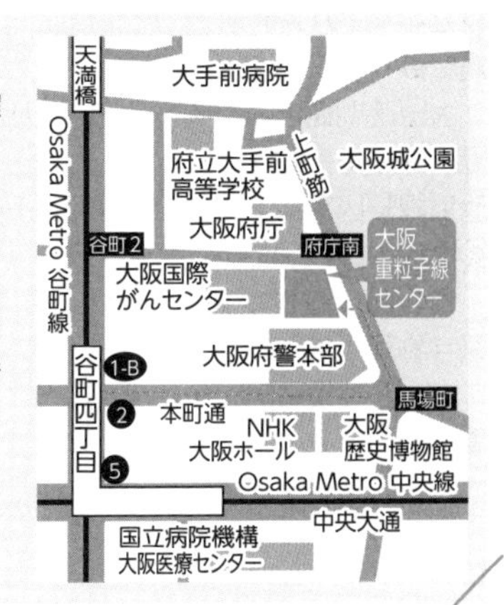

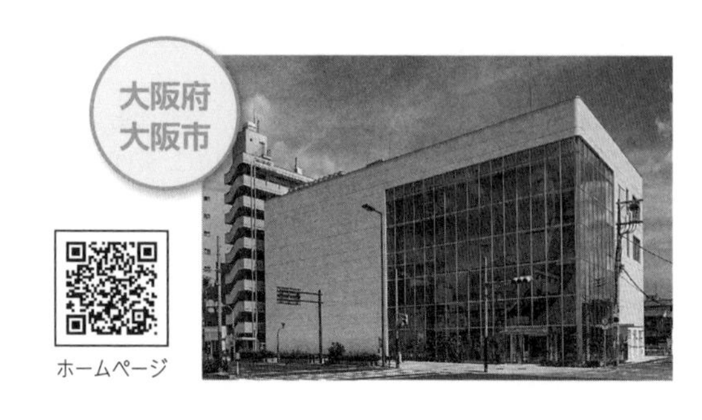

医療法人 伯鳳会

大阪陽子線クリニック

〒554-0022
大阪府大阪市此花区春日出中1-27-9　TEL 06-6462-1888　FAX 06-6462-1122

施設の特徴

当院は2017年に開院しました。無床のクリニックです。外来での治療になりますので、前立腺がんを中心に行っています。陽子線は生物学的にはエックス線と同じものなのでエックス線のエビデンスがそのまま使えます。陽子線はエックス線に比べ物理的性質に優れており外部照射に向いている放射線ですが、現時点ではエックス線の完成型である強度変調放射線治療（IMRT）とのランダム化比較試験で優位性を示すデータはありません。今後最新のスキャニング法によるエビデンスがでてくることが予想されていますが、現時点ではIMRTと陽子線の線量分布の比較により適応判断を行っています。

陽子線治療担当医

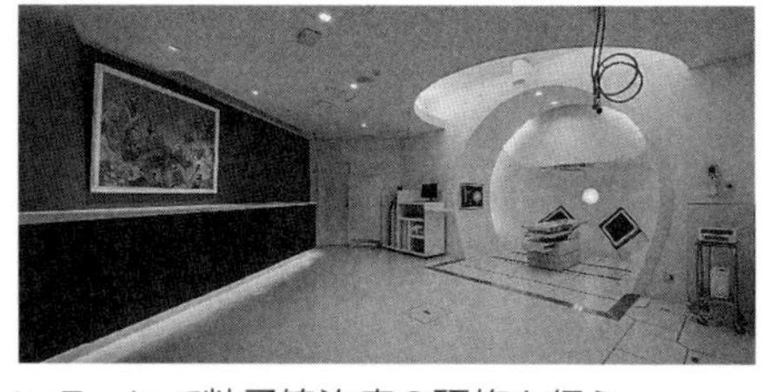

●院長　山本道法
癌研究会附属病院（現がん研有明病院）にて外部照射の研修、東京医科歯科大学にて小線源治療の研修、City of Hope comprehensive cancer centerにてIMRTの研修、兵庫県立粒子線医療センターにて粒子線治療の研修を行う。
放射線治療専門医、指導医、がん治療認定医

基本データ

設立年●2017年
病床数●0床（同グループの大阪暁明館病院に入院設備あり）
陽子線治療室数●1室
放射線科医師数●4人（非常勤2人）
診療放射線技師数●4人（放射線治療専門技師：2人）
医学物理士数●2人（治療専門医学物理士：1人）
看護師数●2人

患者さんへのメッセージ

高齢社会を迎えて患者さんの増加が予想され、医療の効率化は待ったなしの状態です。総合病院は、入院を必要とする患者さんに対応する病院です。前立腺がんのように外来で治療可能な患者さんはクリニックで治療していただくことで、総合病院も入院を必要とする患者さんに専念できます。前立腺がんの放射線治療はクリニックで受けていただき、医療の効率化・持続可能な社会の実現のためにご協力いただけると幸いです。当院は、大阪暁明館病院・大阪中央病院・セントラル病院と連携協力して診療をおこなっています。

治療実績データ

前立腺がん　226人　：線量分布上は、治療成績、合併症はほぼ同等と結論されることが多いですが、被ばく線量が約半分になります。海外と異なり、日本においては前立腺がんの陽子線治療は保険適用となりましたので追加のコスト負担はなく、医療被曝は必要最小限とするという原則より陽子線治療をお勧めしています。

生化学的無再発生存率　89%（95%信頼区間、59-98%）

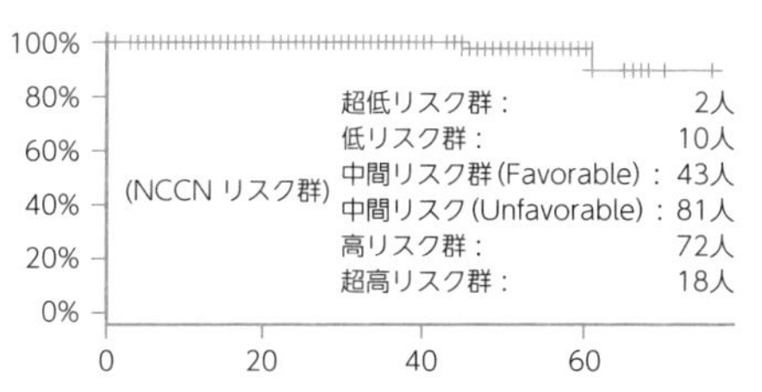

中央値30カ月 IQR [13-45]

医学的対応が必要となるgrade2以上の合併症は0%です。

頭蓋底脊索腫　1人、肺がん　2人、肝臓がん　3人：線量分布上、陽子線（スキャニング法）がIMRTより良好と判断されました。

リンパ節再発1人：線量分布上は、治療成績、合併症はほぼ同等と結論されましたが、先進医療特約に入られていたのでコストの観点から陽子線治療となりました。

2017年の設立～2022年11月現在

受診の申込方法

当院を受診いただくには医療機関からの直接のご紹介をお願いしております。

医療機関より当院宛に治療患者紹介用紙をFAXにてお送りください。

また、患者様からの受診のご相談はお電話にて承ります。お気軽にお問い合わせください。

TEL ▶ 06-6462-1123　　FAX ▶ 06-6462-1122
受付時間 ▶ 平日　8:00～16:00

初診時に持参いただくもの

- 当院の予約票
- 診療情報提供書
- 画像データ（CT・MRIは必須。その他、PETや骨シンチなど）
- 検査報告書のコピー（採血、病理所見、画像所見など）
- 病理標本（プレパラート）
- 健康保険証
- お薬手帳
- 限度額認定書（お持ちの方）
- 各種医療証（お持ちの方）

治療費について

治療費の自己負担額は高額療養費制度のご利用で軽減されます（所得や年齢に応じて金額は異なります）。

先進医療では治療費としての300万円に併せて保険診療分（再診料）等が必要となります。

電話相談のご案内

前立腺や尿でお悩みの方に向けた無料相談窓口を開設しています。

泌尿器受診や検診の必要がある場合に連携病院をご紹介させていただくことも可能です。

ゆっくりお話しできるように予約制となっております。

予約用
TEL ▶ 06-6462-1123
受付時間 … 平日　8：00～16：00

交通のご案内

電車 ● 大阪駅よりJR環状線内回り
JR環状線・阪神なんば線「西九条駅」より
阪神なんば線尼崎方向へ一駅
「千鳥橋駅」下車、徒歩10分

車 ● 43号線 梅花交差点から北港通を西へ200m。
カーナビ設定の際は、
代表電話「06-6462-1888」と検索ください
無料駐車場5台あり

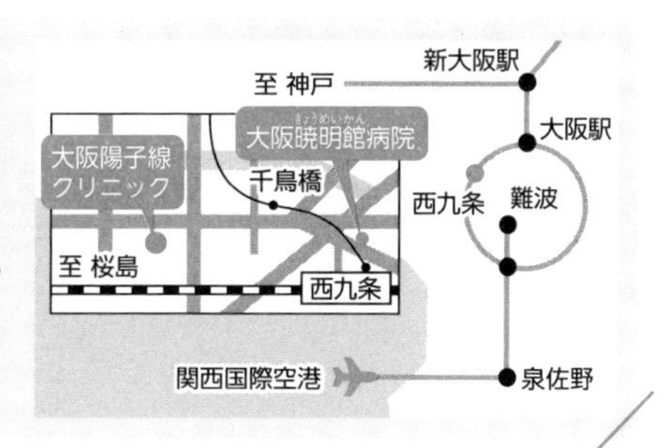

奈良県
天理市

社会医療法人
高清会　陽子線治療センター

ホームページ

〒632-0006
奈良県天理市蔵之庄町470-8　TEL 0743-65-0372　FAX 0743-65-1976

施設の特徴

●スキャニング法

当院の陽子線治療装置は、スキャニング法での照射が可能となっています。細いビームを標的がん病巣の形状に３次元的に合わせて、それぞれの深さごとに塗りつぶすように照射する方法です。複雑ながん病巣の形状にも合わせることができ正常部位への影響を最小限に抑えることができます。

●インルームCTによる高精度な位置合わせ

当院の陽子線治療室には自走式インルームCT（右上）が備え付けられています。このCT装置で治療前に毎回撮影を行い、位置合わせを行います。

●遠方で通院が困難な場合は入院での対応も可能です。

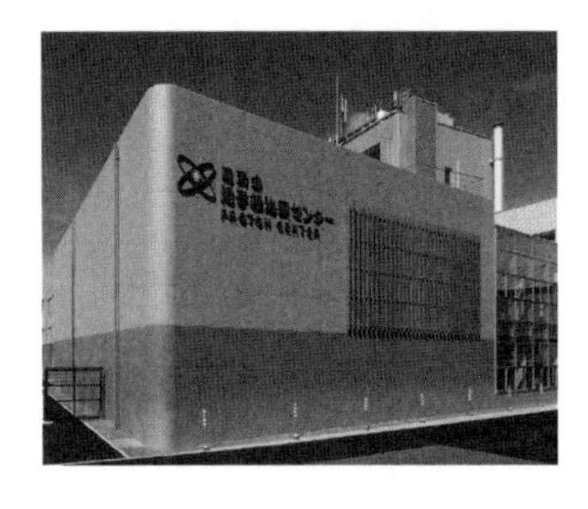

陽子線治療担当医

●当院では初診から放射線治療専門医が診ています。陽子線治療が適切かは、疾患の専門科の医師と臨時キャンサーボードを行って検討しています。定期のキャンサーボードでは病理診断医や画像診断医などの他科の医師や、看護師などの他の職種も加えて、それぞれの患者さんに応じた質の高いがん医療の提供を心がけています。

基本データ

陽子線治療センター
治療開始●2018年9月
病床数（高清会　高井病院）●376床
陽子線治療室数●１室
放射線科医師数●３人
放射線治療部門診療放射線技師数●６人
医学物理士数●５人
看護師数●２人

患者さんへのメッセージ

当院では陽子線治療だけでなく、リニアックやガンマナイフによる高精度放射線治療を他科他院との連携により、個々の患者様に化学療法や手術療法を含めて最適な集学的治療を提供できるように日々心がけています。初診から治療の完遂、経過観察に至るまで患者様、ご家族様が納得して治療を受けられますよう、スタッフ一同、誠心誠意対応させて頂きます。安心してご来院ください。（センター長　吉村　均）

自走式インルームCTの説明

CT画像では、標的である腫瘍はもちろん陽子線を極力当てたくない正常な臓器もはっきりと確認することができます。また6軸で位置補正が可能な治療寝台や呼吸同期システムと組み合わせることで、更に高精度な位置合わせが可能となり正常組織を守りながら腫瘍に線量を集中することができます。

受診の申込方法

高清会陽子線治療センターで治療を受けていただくためには「かかりつけ医（主治医)」を通して予約をお取りいただく必要があります。

「主治医」から紹介状をFAXでご提供いただき予約の調整を行いますので、まず主治医にご相談ください。

患者様からの電話、FAX、直接の来院による診察申し込みはお受けしていません。

詳しくは当センターHPをご参照ください。
(https://kouseikai-proton.com/)

治療実績データ

319件

治療費について

●保険診療
・陽子線治療の料金
　前立腺がん：160万円/
　それ以外のがん：237万5千円
保険診療ですので、高額療養費制度の適用となります。

●先進医療
治療そのものの費用は自己負担となりますが、入院費や検査料などは健康保険の適用となります。陽子線がん治療費の自己負担額は、288万3千円（税込）となります。

電話相談のご案内

陽子線治療についての電話窓口を設けています。お電話をいただく方は、必ずしも患者さんご本人でなくてもかまいません。

相談内容についてのプライバシーはお守りいたします。

どなたでもご利用いただけますので、下記の番号からどうぞお気軽にご相談ください。

TEL ▶ 0743-65-0372

受付時間 ································
9:00-17:00 (土・日・祝日除く)

交通のご案内

- JR・近鉄奈良駅天理駅（櫟本経由）の奈良交通バスで、窪之庄南バス停下車徒歩5分
- 天理駅、JR郡山駅、近鉄奈良駅より送迎バス運行（土・日・祝は運休)
- JR桜井線・帯解駅より徒歩12分
- JR・近鉄郡山駅・筒井駅より車で約10分
- 西名阪自動車道・天理I.C.より、北へ2kmの窪之庄南交差点を左折

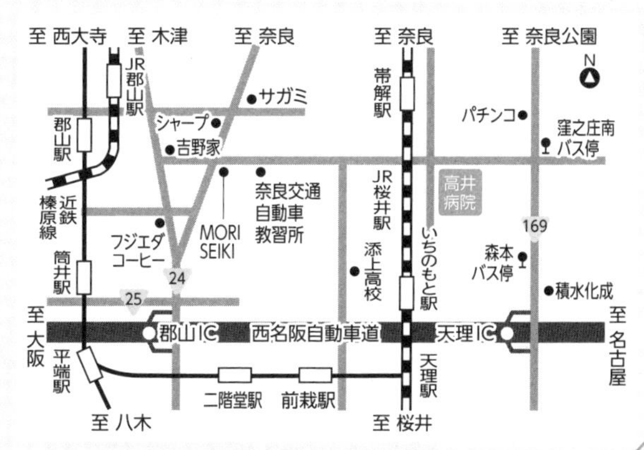

兵庫県
たつの市

兵庫県立粒子線医療センター

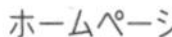
ホームページ

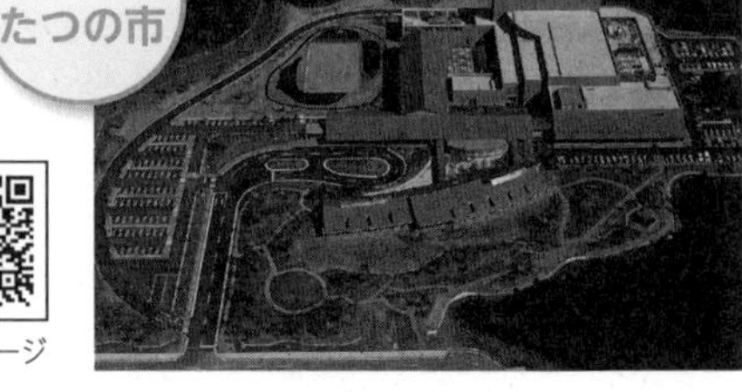

〒679-5165
兵庫県たつの市新宮町光都1丁目2-1　TEL 0791-58-0100（代）　FAX 0791-58-2600

施設の特徴

2001年に世界初となる重粒子線治療と陽子線治療が可能な施設として開院し、2022年9月末時点で1万例を超える治療を行っています。多くの症例を治療した経験と重粒子線治療と陽子線治療の両方で治療できる施設として、国内外の学会や国際誌に成果を発表してきた粒子線治療の代表的な施設の一つです。当センターは粒子線治療のみ行う施設でしたが、近年、神戸大学肝胆膵外科をはじめ近隣病院のがんの画像下治療（IVR）専門医、消化器内科医や泌尿器科医を非常勤医師として招き、集学的な粒子線治療に力を入れています。

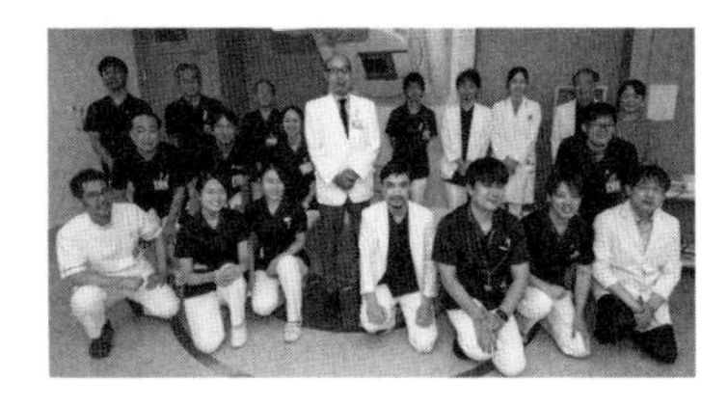

患者さんへのメッセージ

自分には粒子線治療がベストの治療法なのか？陽子線治療と重粒子線治療のどちらがよいか？等迷っている方や様々な理由で入院しながら粒子線治療を受けたい方は当センターを受診ください。

基本データ

設立年●2001年（臨床試験開始）
病床数●50床
照射室●5室（固定ポート3室、回転ガントリー2室）
放射線科医師●6人
診療放射線技師数●14人
医学物理士数●2人
看護師数●23人

治療実績データ

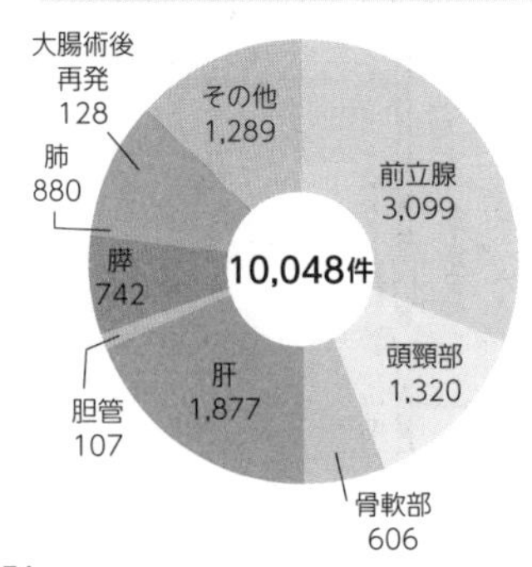

	陽子線	重粒子線
前立腺	3099	0
頭頸部	425	895
骨軟部	257	349
肝	1019	858
胆管	69	38
膵	731	11
大腸術後再発	93	35
肺	356	524
その他	661	628
合計	6,710	3,338

2001年の設立～2022年11月末

治療担当医
保険診療および先進医療で認められている悪性腫瘍に対して、陽子線治療または重粒子線治療のうちベターな方法で治療を行っています。特に、肝がん、膵がん、頭頸部がんに対しては、非常勤IVR専門医と協力して抗がん剤の動注や肝動脈化学塞栓療法（TACE）を併用した粒子線治療を行っています。

受診の申込方法

【初診】
紹介予約手続きは紹介元の医療機関を通じて行っていただきますようお願いいたします。
当センターホームページ「主治医の先生へ・FAX送信と治療開始までの流れ」より「粒子線治療紹介FAX用紙（1）（2）」をダウンロードし、必要項目を記入の上FAXにてお申し込みください。担当医が受診可否を判断し、受診日時の連絡を主治医の先生宛にFAX返信します（翌日(休日除く)の返信となります)。
【セカンドオピニオン】
- 医療機関から申し込まれる場合は、当センターホームページ「主治医の先生へ・FAX送信と治療開始までの流れ」より「セカンドオピニオン用患者紹介FAX」をダウンロードし、必要項目を記入の上FAXにてお申し込みください。受診日時の連絡を主治医の先生宛にFAX返信します（翌日(休日除く)の返信となります)。
- 主治医からの診療情報提供書（紹介状）がお手元にある場合は患者さんご自身でのご予約が可能です。予約制となりますので、事前に電話でご予約をお願いします。

オンライン診療について
初診・セカンドオピニオンともオンラインでの診療が可能です。ご希望の患者さんは申し込みFAXでお知らせください。PC、タブレット、スマホのいずれも使用でき別端末で遠隔地のご家族も診察に参加できます。
詳細は下記の問い合せ先へご連絡、または当センターホームページをご参照ください。

連絡先▶兵庫県立粒子線医療センター　医事課
TEL▶0791-58-0100　受付時間：平日9：00-17：00
FAX▶0791-58-2600　受付時間：平日9：00-17：00
ホームページ▶https://www.hibmc.shingu.hyogo.jp/

初診時に持参いただくもの

- 保険証、各種医療証
- お薬手帳またはお薬説明書
- 診察前問診票

治療費について

保険診療、または疾患により先進医療になります。
先進医療の場合は陽子線治療、重粒子線治療とも粒子線治療料（照射技術料）は288万3千円です。診察・入院・投薬などは公的医療保険の対象となり、一部負担（1割～3割）となります。
粒子線治療料の支払いが困難な方に対し、粒子線治療料の貸付制度があります。申請手続き等詳細につきましては、当センター総務課へご相談ください。

電話相談のご案内

受診方法についての電話相談をお受けしております。

TEL▶0791-58-0100

受付時間…平日　9：00-17：00

治療適応の判断を電話で行うことはできません。また、医師に限り粒子線治療適応についてメール相談を随時受け付けております。詳しくは当センターホームページの「主治医の先生へ・患者紹介について」をご覧ください。
https://www.hibmc.shingu.hyogo.jp/doctor/patient/

交通のご案内

電車●新幹線・JR山陽本線相生駅
バス▶JR相生駅から約35分　神姫バス スプリング8行き乗車「粒子線医療センター」下車すぐ
タクシー▶JR相生駅から約20分
車●山陽自動車道・中国自動車道から播磨道経由し、播磨新宮ICより約6分
駐車場●あり
交通アクセス●https://www.hibmc.shingu.hyogo.jp/access/index.html

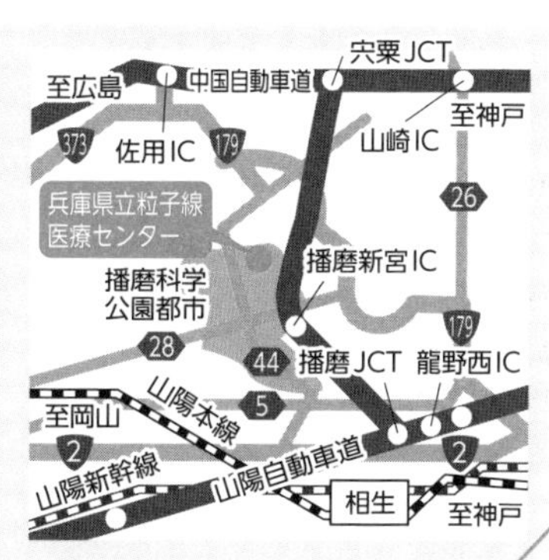

兵庫県
神戸市

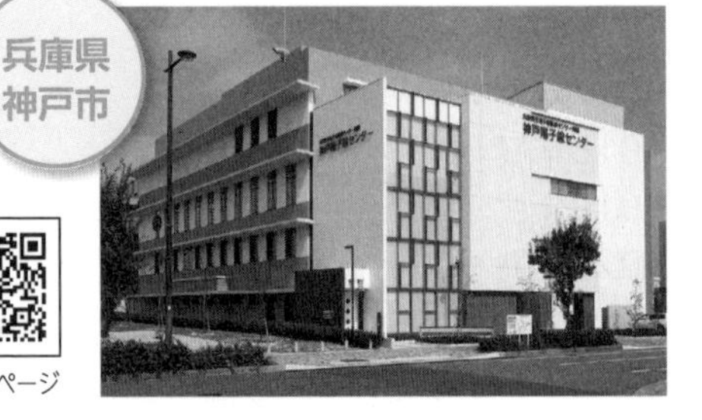

兵庫県立粒子線医療センター附属

神戸陽子線センター

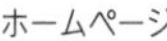
ホームページ

〒650-0047
兵庫県神戸市中央区港島南町1-6-8　TEL 078-335-8001　FAX 078-335-8005

施設の特徴

当院は2017年に日本で初めて小児に重点を置いた陽子線治療施設として開設されました。兵庫県立こども病院と隣接し、廊下でつながっているため、化学療法を県立こども病院で行いながら、陽子線治療を行うことができるようになっています。小児用の治療室と成人用の治療室が分かれているため、治療中のお子さんが化学療法などで免疫能が低下していても他の患者さんと会うことなく治療することができます。このことは昨今の新型コロナウイルス流行の中で有効であったと考えられます。また、常勤の麻酔科医がいるので、鎮静をかけての陽子線治療も問題なく行うことができます。

小児腫瘍だけでなく、当センターでは成人の腫瘍も治療を行っていますが、神戸市立医療センター中央市民病院や神戸大学医学部附属病院国際がん医療・研究センター、神戸低侵襲がん医療センターなどの高度医療機関のあるメディカルクラスターの中にあるため、近隣施設とタイアップして、質の高い医療を提供することができます。また、骨軟部腫瘍の治療件数も多く、経験豊富な放射線腫瘍医による治療を行うことができます。さらに、たつの市の兵庫県立粒子線医療センターと毎朝症例検討会を開催し、治療の精度向上に努めています。

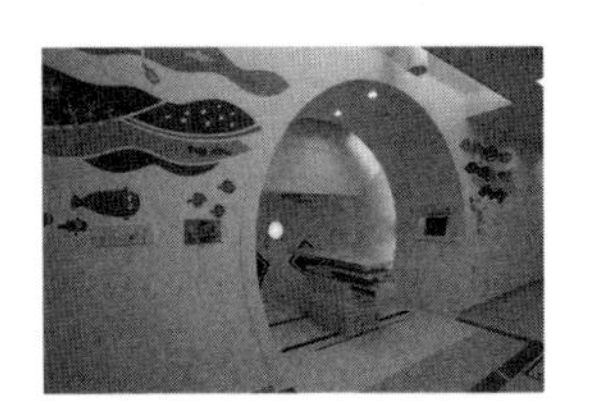

陽子線治療担当医

- 頭頸部腫瘍、肺がん、食道がん、肝がん、胆道腫瘍、膵がん、大腸がん、前立腺がん、骨軟部腫瘍、小児がんのそれぞれに担当医を配置し専門的な治療を行っています。

基本データ

設立年●2017年
病床数●0床
陽子線治療室数●2室
放射線科医師数●5人
診療放射線技師数●8人
医学物理士数●2人
看護師数●6人

患者さんへのメッセージ

当センターでは他院と連携協力して、質の高い医療を提供していますので、安心して受診いただければと思います。日本各地から受診していただいていますので、セカンドオピニオンや経過観察にオンライン診療での対応も可能です。皆様に安心して治療を受けていただくよう日々努力をしています。

治療実績データ

2017年度：6件
2018年度：133件
2019年度：194件
2020年度：228件
2021年度：239件

2017年の設立～2022年3月末現在

小児診療体制

抗がん剤治療などにより免疫力が低下した小児患者の感染予防のため、小児専用の照射室を設けており、こども病院から陽子線センターの治療室までの動線は、成人患者と交わらないようにしています。

鎮静が必要な小児患者のため小児麻酔科医を配置しており。陽子線治療フロアの、鎮静導入・回復室を利用して鎮静や鎮静の解除を行っています。

コンパクトな作り＝都市型陽子線治療施設

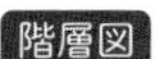

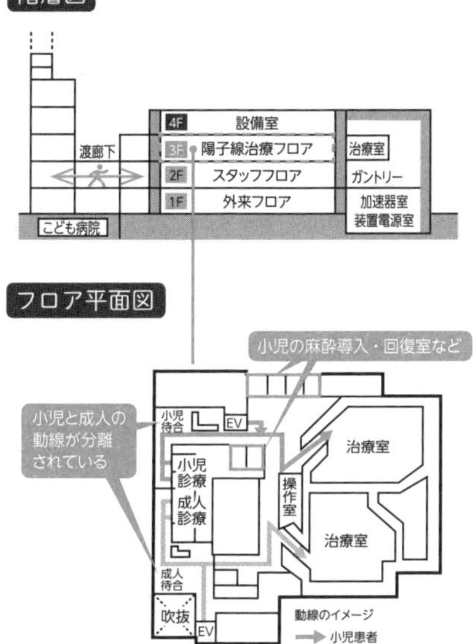

初診時に持参いただくもの

- 診療情報提供書（紹介状）
- CTやMRIなどの画像データ（CD-R）
- 保険証、各種医療証
- お薬手帳

治療費について

保険診療、あるいは一部の疾患については先進医療や自由診療になります。先進医療の場合、照射回数に関係なく、ひとつの治療に対して技術費が288万3千円となります。このほか、検査など一般保険診療と共通する部分の費用がかかります。ホームページに詳細を記載していますのでご参照ください。

受診の申込方法

当院の初診予約は紹介元医療機関からのFAX申込みによる紹介予約制となっています。FAXでご提供いただいた情報をもとに、担当医が受診の可否について判断の上、一両日中にお返事いたします。

詳細はホームページhttps://www.kobe-pc.jp/reception.htmlをご参照ください。

連絡先
TEL ▶ 078-335-8001
FAX ▶ 078-335-8005
受付時間（診療時間と異なる場合）▶
平日　8：30～17：00

交通のご案内

電車 ● 神戸新交通システムポートライナー南公園駅もしくは医療センター駅から徒歩約7分
駐車場 ● あり

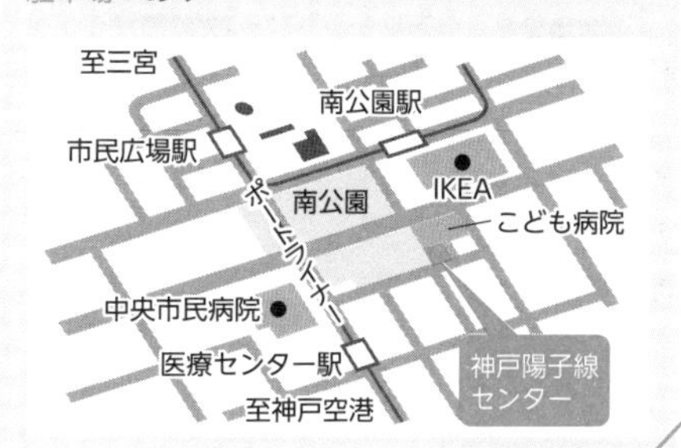

岡山県
津山市

岡山大学・津山中央病院共同運用がん陽子線治療センター

ホームページ

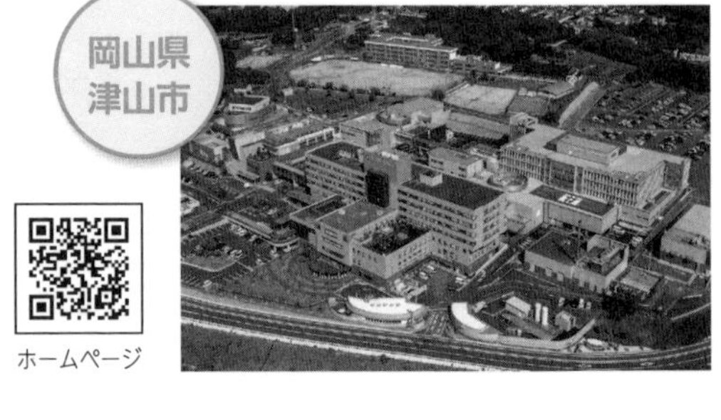

〒708-0841
岡山県津山市川崎1756　TEL 0868-21-8150　FAX 0868-21-8151

施設の特徴

津山中央病院は2016年3月に、中国・四国地区では初の陽子線治療施設、「岡山大学・津山中央病院共同運用がん陽子線治療センター」を開設しました。

治療開始に先立ち、2016年1月に岡山大学に放射線治療・陽子線治療外来、津山中央病院に陽子線治療外来、さらに2017年10月には香川県立中央病院にも陽子線治療外来が設置されました。がん治療ではエックス線を用いた放射線治療が主流ですが、粒子線は腫瘍に集中して照射することができ、周辺の正常な臓器への影響が少ないという利点があります。

同施設に設置されている機器は、従来のブロードビーム法とスキャニング法の両方を1台で行うことができます。中国・四国地区では唯一の粒子線治療施設であり、また総合病院の強みを生かした治療を行っています。がん患者さんの救急を含む総合的な全身管理が可能です。

2016年10月には、国際医療支援センターを設置し、常勤の中国人医師が勤務していることもあり、海外から（とくに中国）の患者さんも積極的に受け入れを行っています。

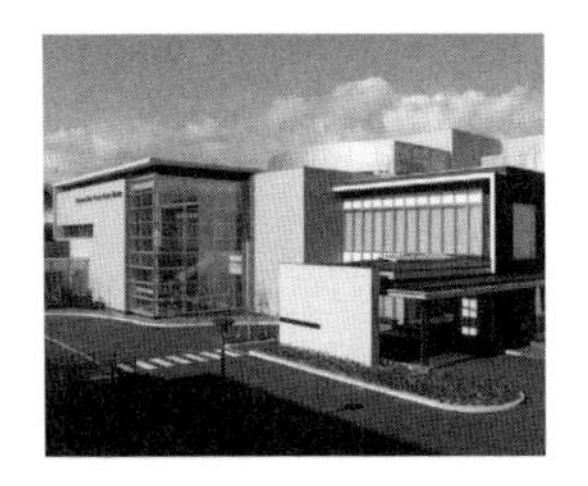

重粒子線治療担当医

- 放射線治療専門医２名（エックス線治療と併任）＋ 中国人医師１名
- 前立腺がん、肝がん、膵がん、大腸がん、頭頸部がんなどの疾患について、患者さんごとにカンファレンスによる合意に基づいて治療を行っています。

基本データ

設立年●2016年（臨床試験開始）
病床数●0床（病院全体515床）
陽子線治療室数●1室
放射線科医師数●3人（内1名外国人医師）
診療放射線技師数●8人
医学物理士数●0人
看護師数●7人

患者さんへのメッセージ

当院では保険収載された疾患を中心に陽子線治療を提供しています。現在は主に当院でがん診断がなされた患者さんに対して治療を行っていますが、今後は他院で診断を受けた患者さんの受け入れも行っていくために体制を整えつつある状況です。同じ敷地内にエックス線治療を行える機器も備えており、患者さんにとってよりメリットの大きい治療法を選択していただくためのアドバイスやセカンドオピニオンの受け入れも行っています。

治療実績データ

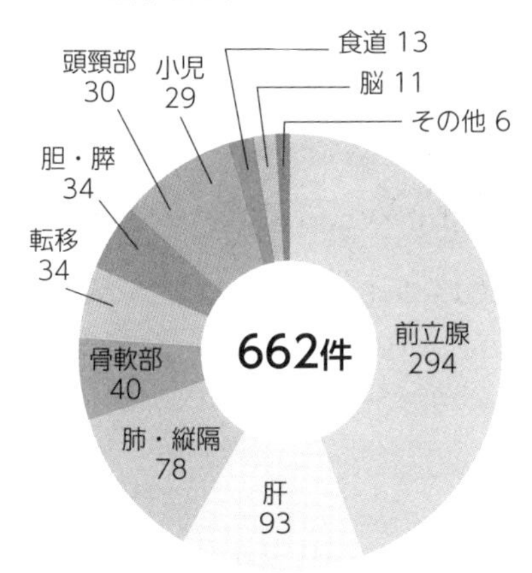

2016年4月28日～2022年11月末現在

受診の申込方法

当院の初診予約は紹介元医療機関からのFAX申込による紹介予約制となっています。FAXでご提供いただいた情報をもとに、担当医が受診の可否について判断の上、翌日以降にお返事いたします。

詳細は下記の問い合わせ先へご連絡、または当院HPをご参照ください。

連絡先▶岡山大学・津山中央病院共同運用
がん陽子線治療センター
TEL▶0868-21-8150
FAX▶0268-21-8151
受付時間（診療時間と異なる場合）▶
平日　8：30～17：30
第1・3土曜日　8：30～13：00

初診時に持参いただくもの

- 保険証
- お薬手帳、もしくは薬の一覧用紙（※服薬中の薬がある方のみ）
- ペースメーカー手帳〔ペースメーカーや埋込み型除細動器をご使用中の方のみ〕
  ※診療日前日までに診療情報提供書（原本）、各種検査結果（血液データ、各種画像検査及び画像レポート、病理所見レポート等）をご郵送くださいますようお願いいたします。

疾患等によっては下記も必要となります。
- 照射録・線量分布〔放射線治療歴のある場合〕

治療費について

2022年4月現在、保険診療での陽子線治療費には、160万円（前立腺がん）237万5千円（切除不能肝細胞がん；4cm以上、切除不能肝内胆管がん、切除不能局所進行膵がん、切除不能局所大腸がん術後再発病変、小児がん、頭頸部腫瘍、骨軟部腫瘍）の2種類があり、「限度額適用認定」を利用すれば定められた限度額の支払いで済ませることが可能です。

電話相談のご案内

初診までの患者さんを対象に、陽子線治療や受診方法についてのご相談をお受けしています。

TEL▶0868-21-8150

受付時間（診療時間と異なる場合）………………
平日　8：30～17：30
第1・3土曜日　8：30～13：00

- 混みあうことがありますので、時間をおいておかけ直しください。
- 相談は電話のみとなります。面談での相談は行っていません。
- 治療適応などの判断を電話で行うことはできません。

交通のご案内

電車●JR津山駅（津山線・姫新線・因美線）
バス▶ごんごバス（市内循環バス）にて「津山中央病院」下車　約15分　　タクシー▶約15分
JR東津山駅（姫新線・因美線）
バス▶中鉄北部バス（行方・馬桑線）「津山中央病院」下車　約5分
タクシー▶約5分　　徒歩▶約15分
車●中国自動車道　津山ICより約3分
東関東自動車道　千葉北ICより15分
駐車場●無料駐車場あり
その他●車でお越しの場合は、
カーナビで「津山中央病院」を検索ください。
http://top.tch.or.jp/access.html

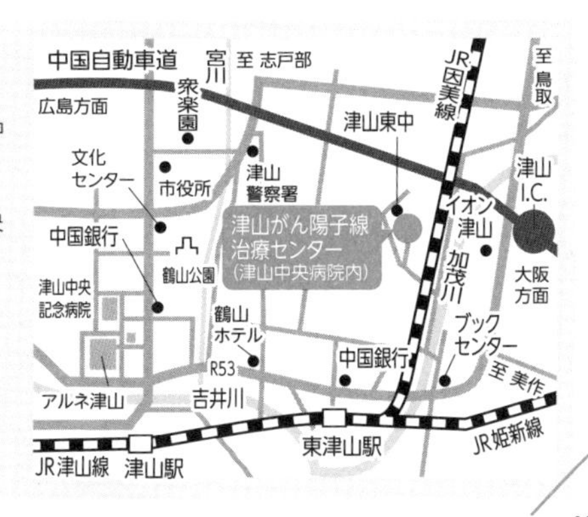

佐賀県
鳥栖市

公益財団法人
佐賀国際重粒子線がん治療財団

九州国際重粒子線がん治療センター

ホームページ

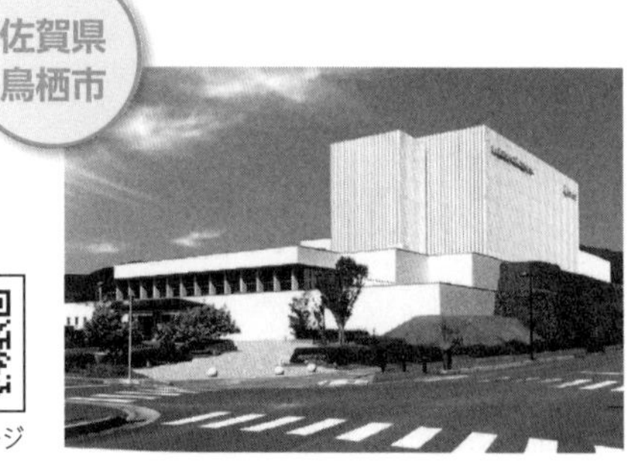

〒841-0071
佐賀県鳥栖市原古賀町3049番地　TEL 0942-50-8812　FAX 0942-81-1905

施設の特徴

当施設は、産学官の共同プロジェクトとして開設された公益財団法人の施設です。紹介元病院、九州の大学病院、がん拠点病院等との連携医療の取り組みを推進しています。当施設は、九州新幹線と長崎本線の駅である新鳥栖駅の目の前、九州自動車道・長崎自動車道・大分自動車道の分岐点である鳥栖ICから車で約10分の距離にあります。このため、九州・山口の各県（宮崎を除く）の県庁所在地からは、約2時間以内に到着することができ、午前中あるいは午後の半日で治療と往復が可能となります。福岡空港からも車で約35分の距離にあり、遠方からの治療にも不便を感じることはありません。また、他の重粒子線治療施設や関連学会とも連携し、統一した治療方針に基づいた治療実績を積み重ね、更なる公的医療保険の適用拡大に努めています。治療室は3室あり、治療室Aと治療室Bではパッシブ照射、治療室Cではスキャニング照射が可能です。パッシブ照射、スキャニング照射の両方を備えていることも当施設の特長です。

重粒子線治療担当医

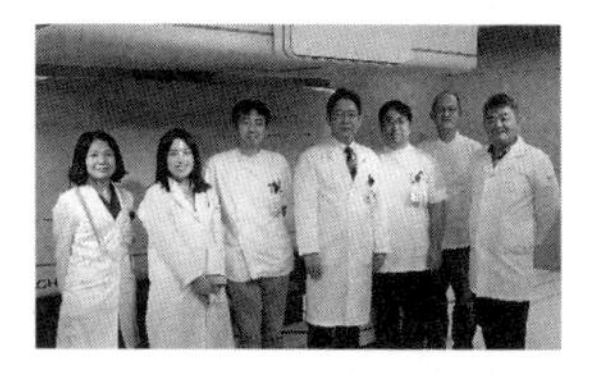

- 頭頸部腫瘍、肺腫瘍、肝臓・胆道腫瘍、膵がん、大腸がん、婦人科腫瘍、前立腺がん、骨軟部腫瘍など臓器ごとに担当医を割当てていますが、縦割りではなく、各担当医が連携協力して診療に当たっています。
- センターの有効利用、質の高い診療及び臨床研究を実施する上での協力体制を確立するために大学病院やがん拠点病院等の内科・外科・放射線科の医師を加えた重粒子線がん臓器別腫瘍検討班会議を定期的に開催しています。

基本データ

設立年●2013年（治療開始）
病床数●0床
重粒子線治療室数●3室
放射線科医師数●6人
診療放射線技師数●16人
医学物理士数●6人
看護師数●13人
（2022年3月末現在）

患者さんへのメッセージ

通院治療を基本としたQOL（社会生活）重視の治療形態をとっています。入院が必要な場合は、紹介元病院や周辺の医療機関との連携・協力により対応可能です。佐賀県、福岡県、鳥栖市では、当センターでの先進医療治療に対する各種助成制度があります。患者さんご自身で治療法を選択できる時代です。患者さんお一人おひとりの治療にベストを尽くすのは勿論ですが、開院当初より大事にしてきましたホスピタリティーの精神を忘れず、当センターに来て良かったと思っていただけるよう、温もりある心のこもった全人的医療の提供を心掛けています。　（センター長　塩山善之）

治療実績データ

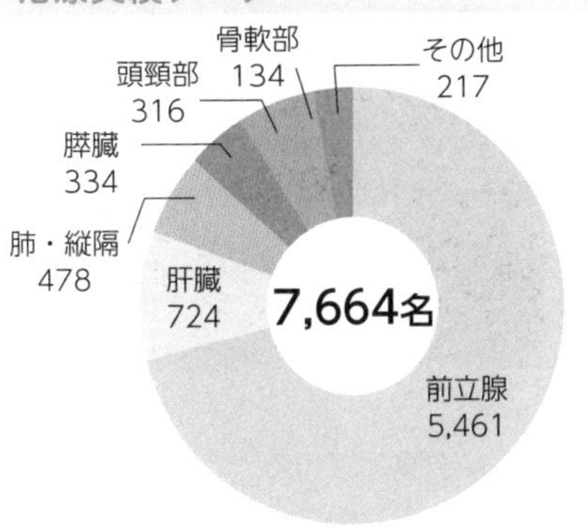

2013年の設立～2022年11月末現在

受診の申込方法

当センターの初診予約は医療機関からの紹介・予約制となっています。①主治医等とご相談の上で当該医療機関から予約をいただく、②診療情報提供書（紹介状）がお手元にある、あるいは既に依頼済みの場合に患者さんやご家族からのお申込みをいただく、①②のいずれの方法でも承っております。

詳細は下記の問い合わせ先へご連絡、または当センターHPをご参照ください。

連絡先▶九州国際重粒子線がん治療センター　地域医療連携室　受診予約窓口
TEL▶0942-50-8812
受付時間▶平日　9：00～17：00

初診時に持参いただくもの

- 紹診療情報提供書（紹介状）
- CTやMRIなどの画像データのコピー（CD-R）
- 保険証、各種医療証
- 感染症の最新検査結果のコピーやお薬手帳、もしくは薬剤情報提供書

※疾患等によっては下記も必要となります。

- 照射録・線量分布〔放射線治療歴のある場合〕

治療費について

保険診療、あるいは一部の疾患については先進医療になります。先進医療の場合、照射回数に関係なく、ひとつの治療に対して技術費が314万円となります。このほか、検査費など一般保険診療と共通する部分の費用がかかります。保険診療、先進医療いずれも適用できない病状では自由診療となります。

電話相談のご案内

重粒子線治療や受診方法などについてのご相談もお受けしています。

TEL▶0942-50-8812
受付時間…平日　9：00～17：00

- 混みあうことがありますので、時間をおいておかけ直しください。
- 相談は電話のみとなります。

交通のご案内

電車●JR九州「新鳥栖駅」
（九州新幹線・長崎本線）
徒歩▶駅西口より約3分
車●長崎自動車道「鳥栖I.C」から10分
駐車場●あり
その他●お車でお越しの場合は、カーナビで代表電話「0942-50-8812」で検索ください。
https://www.saga-himat.jp/planned.html

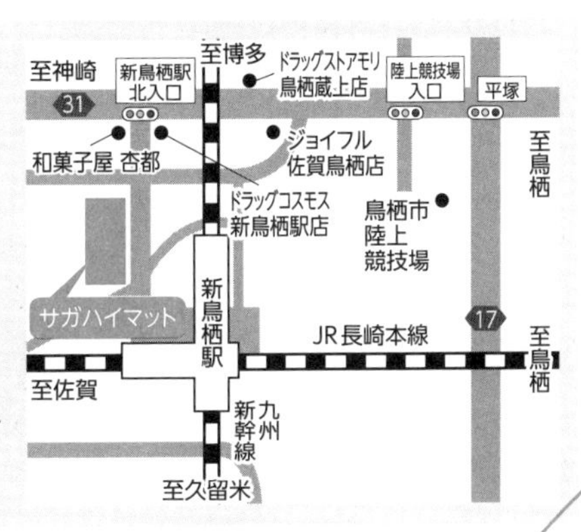

鹿児島県
指宿市

一般社団法人メディポリス医学研究所

メディポリス 国際陽子線 治療センター

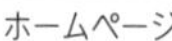
ホームページ

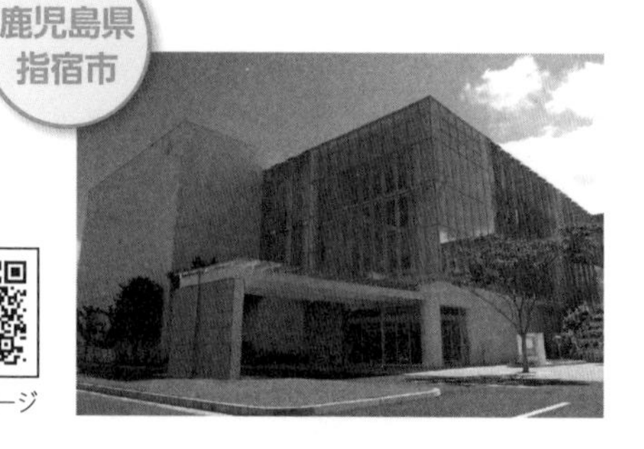

〒891-0304
鹿児島県指宿市東方4423　TEL 0120-804-881

施設の特徴

当センターは、鹿児島県指宿市内の、広大な敷地を有する「メディポリス指宿」の敷地内にあります。近接する「HOTEL フリージア」とは提携があり、患者さん・ご家族は、このホテルに滞在しながら治療を受けることも可能です。治療前後の時間をホテルの温泉、南薩の観光地巡り、ゴルフ・釣りなどで活動的に過ごし、治療滞在期間を「人生のリセット」と位置付ける方もいらっしゃいます。南国指宿のリゾートで「からだと心にやさしいがん治療」を行い患者さん一人一人と向き合いながら「幸せな医療の提供」を心がけ、職員一同取り組んでおります。

陽子線治療担当医

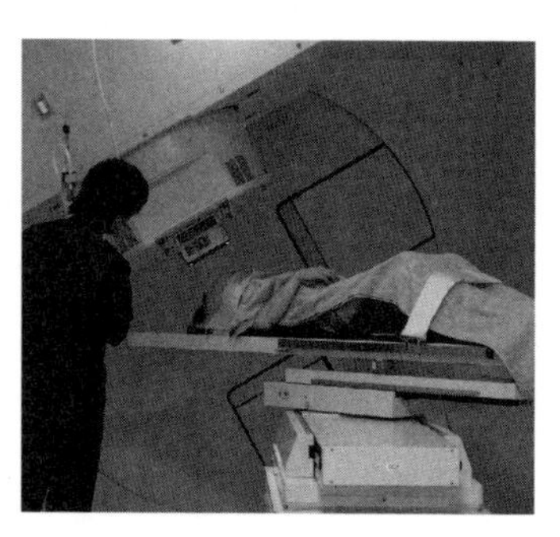

- 2011年の1月から治療を開始し、鹿児島県内、日本国内、海外から多くの患者さんの来院があります。前立腺がん・肺がん・肝がん・頭頸部がんなどさまざまな疾患の治療を行っており、2022年3月現在で4,800件以上の患者さんの治療を行いました。そのなかでも陽子線治療の特徴を生かして、切除不能局所進行膵がん治療を行い、良好な治療成績をあげております。
- 公的医療保険適用範囲が広がり、陽子線治療を選択される患者さんが増えてきました。患者さんのQOL向上をめざし、職員一同取り組んで参ります。

基本データ

設立年●2011年（陽子線治療開始）
病床数●19床
陽子線治療室数●３室
放射線科医師数●８人（非常勤６人含む）
診療放射線技師数●13人
医学物理士数●２人
看護師数●14人

患者さんへのメッセージ

陽子線治療は、がん病巣に対して高精度なピンポイント照射を行うことにより副作用も少なく、切らずに治療できることから「からだにやさしい治療法」として多くの方々にがん治療の選択肢の一つとして認知いただいております。主治医とよく相談され、自分に合う治療法を選択することが大切です。

治療実績データ

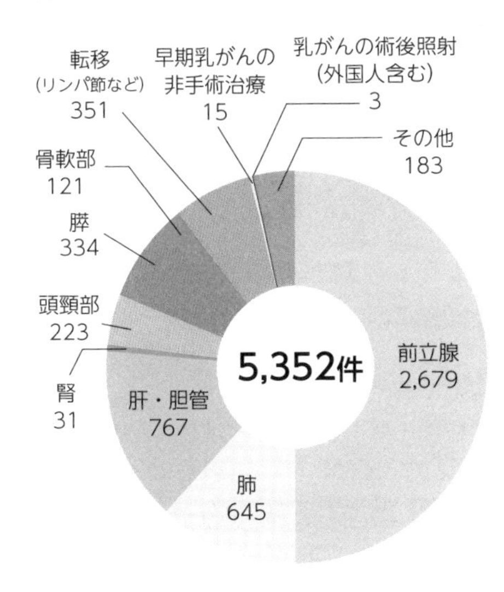

2011年の設立～2022年11月末現在

受診の申込方法

コールセンターにお電話いただくか、HPよりメールにてお問合せください。

連絡先▶コールセンター
TEL▶0120-804-881
FAX▶0993-24-3450
受付時間▶平日　9：00～18:00

初診時に持参いただくもの

- 主治医のご紹介状(診療情報提供書)
- 画像(CT画像、MRI画像、PET画像など)
- その他、検査結果(生検・確定診断、採血検査、腫瘍マーカー等の結果)

治療費について

保険診療、あるいは一部の疾患については先進医療になります。先進医療の場合、照射回数に関係なく、ひとつの治療に対して陽子線治療技術費が314万円となります。公的医療保険適用の疾患に関しては、高額療養費制度等がご利用になれます（自己負担割合は、年齢等で異なります)。

電話相談のご案内

陽子線治療や受診方法についてのご相談をお受けしています。

コールセンター
TEL▶0120-804-881

受付時間（診療時間と異なる場合……
平日　9：00～18:00

- 不定期で休日となる場合があります。

交通のご案内

電車●JR鹿児島中央駅⇒JR指宿駅（指宿枕崎線）
約1時間
バス▶JR指宿駅西口より送迎車　約15分
タクシー▶JR指宿駅西口より　約15分
車●鹿児島市内より、国道226号線利用
約1時間30分
駐車場●あり
その他●お車でお越しの場合は、カーナビで目的地住所を「指宿市東方4423番地」で検索ください。
アクセス●http://medipolis-ptrc.org/access/

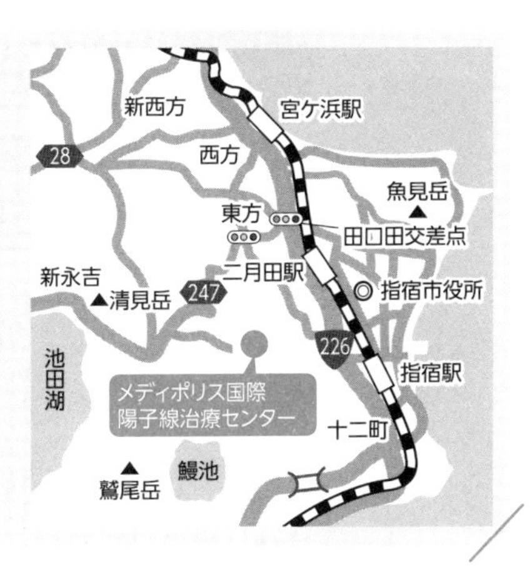

公益社団法人日本放射線腫瘍学会
JASTRO Japanese Society for Radiation Oncology
のホームページをご活用ください

公益社団法人日本放射線腫瘍学会では、ホームページでも皆様のお役に立つ情報発信を行っております。粒子線治療だけではなく、放射線治療全般についてお知らせしています。

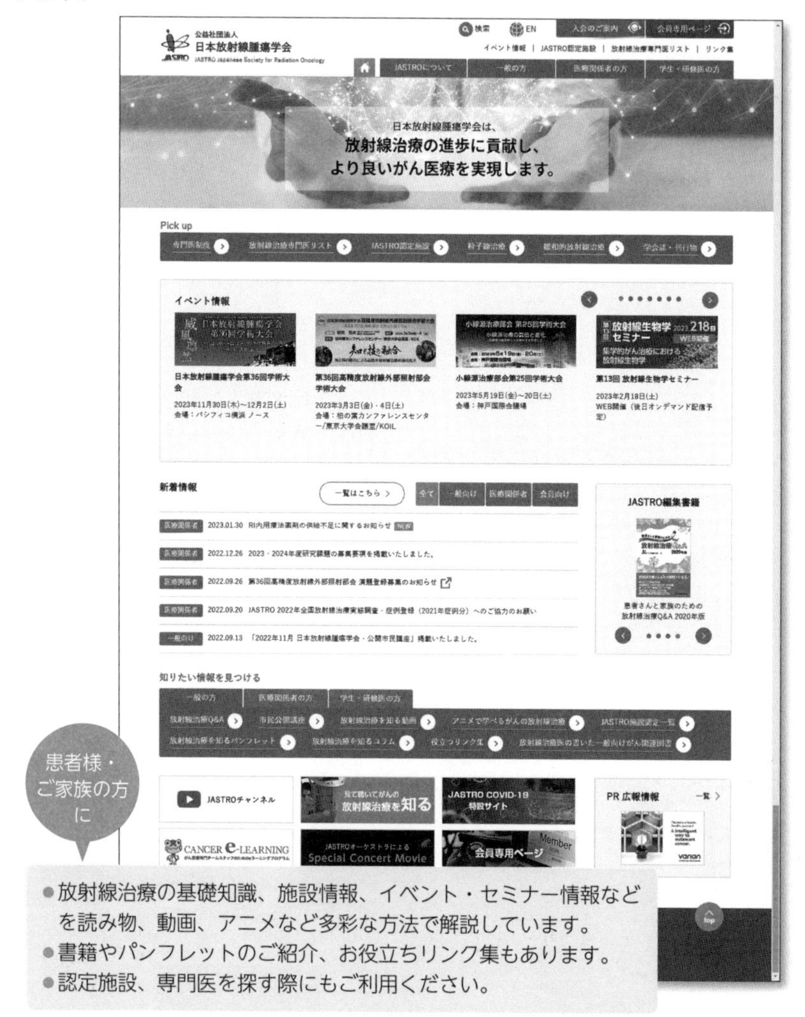

- 放射線治療の基礎知識、施設情報、イベント・セミナー情報などを読み物、動画、アニメなど多彩な方法で解説しています。
- 書籍やパンフレットのご紹介、お役立ちリンク集もあります。
- 認定施設、専門医を探す際にもご利用ください。

正しい知識と理解で、よりよい治療を

医療関係者、学生、研修医の方向けのコンテンツも収載しています

第4章

もっと知りたい粒子線治療

歴史があり、今後も期待される粒子線治療

粒子線治療はどのように始まったか

世界における粒子線治療ですが、1930年代以降、最初に中性子線治療が開始され、次いで、陽子線、パイ中間子線、重イオン線の順に開始されました。いずれもアメリカでした。

現在、粒子線の世界の主流は陽子線と炭素イオン線になっています。1938年に中性子線治療がローレンス・バークレー国立研究所(Lawrence Berkeley Laboratory、アメリカ)で開始されました。正常な組織への傷害が比較的強かったことから、普及しませんでした。パイ中間子線は1974年にロス・アラモス研究所で最初に治療に用いられました。中性子線治療と同様に線量分布も優れていなかったことから世界の3ヵ所で行われていた治療はすべて中止になりました。陽子線は、1904年にイギリスの物理学者のウィリアム·ヘンリー・ブラッグによって荷電粒子が任意の飛程を有している現象(ブラッグ・ピーク　26ページ参照)が発見されたことから注目されていました。

1930年アメリカのアーネスト・ローレンスは、陽子を加速するサイクロトロンを発明しました。ロバート・ウィルソンは1946年に陽子線の臨床応用を提唱し、1954年にローレンス・バークレー国立研究所で臨床試験が開始されました。

陽子線治療が大きく普及したのは、1973年に CT が発明され、線量分布の計算が可能になり、ブラッグ・ピークの特性が生かされるようになってからです。

日本では、陽子線治療が1979年に放射線医学総合研究所（現QST病院）で、1983年に筑波大学で開始されました。陽子線治療の対象の大半が眼の脈絡膜悪性黒色腫と頭蓋底・上頸椎腫瘍であったのに対し、筑波大では体幹部腫瘍を適応にしており、世界の注目を集めていました。陽子線治療は2001年に高度先進医療として承認されました。

一方、中性子線治療にとって替わるようにして登場したのが重粒子線治療で

放射線治療の歴史

年代	粒子線の主要事項
1895	レントゲン(ドイツ) がエックス線を発見
1904	ブラッグ・ピーク (イギリス) の発見
1932	世界初のサイクロトロンの建設
1938	ローレンス・バークレー研究所 (米国) で世界初の中性子線治療
1946	ロバート・ウイルソン博士(米国)『高速陽子線の放射線医学への応用』提案
1954	ローレンス・バークレー研究所で陽子線治療
1972	ゴッドフリー・ニューボルド・ハウンスフィールド(イギリス) によるCTの開発
1974	ロス・アラモス研究所 (アメリカ) パイ中間子治療開始
1975	ローレンス・バークレー研究所で重粒子線治療開始
1979	放射線医学総合研究所 (現QST病院) で陽子線治療の開始
1983	筑波大学で陽子線治療開始
1994	放射線医学総合研究所 (現QST病院) のHIMACで重粒子線治療の開始
1997	GSI研究所(ドイツ) で重粒子線治療開始
2001	陽子線治療が高度先進医療として承認
2003	重粒子線治療が高度先進医療として承認
2016	骨軟部腫瘍・小児がんに対する粒子線治療が保険適用
2018	頭頸部腫瘍と前立腺がんの治療が保険適用
2022	肝細胞がん、肝内胆管がん、膵がん、大腸がん術後再発、子宮頸部腺がんが保険適用

す。重粒子線治療は、1957年にローレンス・バークレー国立研究所でヘリウム線治療が、次いで1975年にはネオン線治療が開始されましたが、装置の老朽化と財政難により 1992年に終了しました。

日本では、1994年に放射線医学総合研究所で、医療用としては世界初の重粒子加速装置 (HIMAC) を用いた重粒子線治療が開始されました。重粒子線治療 は2003年に高度先進医療として承認されました。

その後、日本では陽子線治療と重粒子線治療と共同で、2016年に骨軟部腫瘍・小児がんに対する粒子線治療が保険適用となり、2018年に頭頸部腫瘍と前立腺がんの治療が、2022年に肝細胞がん、肝内胆管がん、膵がん、大腸がん術後再発、子宮頸部腺がんの治療がそれぞれ保険適用となりました。

陽子線および重粒子線治療は、高精度照射などには課題を残しつつも、ますます進歩し、今後は日本のみならず世界で普及していくことが期待されています。

さらに強度変調粒子線治療、画像誘導粒子線治療などの進歩も予想され、装置の小型化、低価格化が実現すれば、さらに多くの方が利用できる時代が来る可能性があります。

粒子線治療の現状

2022年10月現在、全世界で稼働中の陽子線治療施設は109ヵ所、重粒子線（炭素イオン線）治療施設は14ヵ所でそのうち陽子線＋重粒子線施設は7ヵ所に存在します。日本で稼働中の陽子線治療施設は19ヵ所、重粒子線治療施設は7ヵ所でそのうち陽子線＋重粒子線施設は1ヵ所に存在します。日本は、世界と比較すると、重粒子線治療施設の割合が高いのが特徴です。日本における粒子線を除く放射線治療施設は794施設(厚労省：医療施設調査2020年)ですので、粒子線治療施設は3%になります。

全世界では、これまでに粒子線治療を受けた患者の数は30万人を超えています。2020年には年間31,944名（陽子線26,872名、重粒子線5,072名）(PTCOG：Particle Therapy Co-Operative Groupの統計Particle Therapy Patient Statistics)と陽子線が主流となっています。

日本における粒子線治療の患者数は、臨床研究から先進医療となり2015年には年間4,863名（陽子線2,831名、重粒子線2,032名）を治療し、2016年保険収載されてから、2021年には年間8,113名（陽子線4,179名、重粒子線3,841名）と飛躍的に増加しています(日本粒子線治療臨床研究会：日本国内の粒子線治療施設の治療データ集計結果)。日本における2015年の年間放射線治療患者数が277,000名と推定されていますので(全国放射線治療施設の2017年定期構造調査報告)、同年の粒子線治療患者数は2%と少ないことがわかります。

本書刊行時現在、粒子線治療に関して健康保険、先進医療の適用となっている疾患を第1章で紹介しています。また、場合によっては、臨床試験あるいは自由診療として治療が選択できることもあります。

粒子線治療、今後の展望

現在、粒子線による治療の適応疾患の拡大が大きな課題で、最も力を入れているものになります。そのため、日本放射線腫瘍学会粒子線治療部会を中心に、診療報酬改定に向けて先進医療として治療を継続している肺がん、食道がん、腎がん、転移性腫瘍等の保険適用を目指してシステマティックレビュー（複数の研究論文などの精査による分析）や全例登録の解析等の作業を進めて有効性や安全性を評価しています。

また、普及のために治療装置の小型化のための技術開発を行っています。さらに、治療成績の向上を目指し、強度変調粒子線治療(Intensity Modulated Particle Therapy：IMPT)、画像誘導粒子線治療（Image guided particle therapy：IGPT)などの治療の高度化を行っています。

重粒子線治療においては、2016年からQST病院で量子メスプロジェクトを開始し、超伝導技術やレーザー加速技術を開発応用し20m×10mまでの小型化を行い、さらに、治療の高度化のため炭素だけではなくネオン、酸素、ヘリウムといった複数のイオンを用いて治療ができるマルチイオン照射を開発しています。さらに、免疫療法等の併用療法も期待されています。

粒子線治療の最新情報を得るには？

粒子線治療は開発、研究が盛んな治療で情勢がどんどん変化しています。粒子線治療の情報を得たい場合は最新の情報を得るように注意することが大切です。

日本放射線腫瘍学会をはじめ、次ページの団体、各治療施設などでは患者さんやご家族の方に向け新しく、正しい情報の発信に努めています。ご活用ください。

◇粒子線治療に関する最新情報は

日本放射線腫瘍学会
▶ https://www.jastro.or.jp

医用原子力技術研究振興財団
▶ https://www.antm.or.jp/

日本量子医科学会
▶ https://j-quams.org/

粒子線治療推進研究会
▶ https://www.particle.or.jp/

日本粒子線治療臨床研究会
▶ http://jcpt.kenkyuukai.jp/about/

◇各粒子線治療施設のホームページ

第３章で各治療施設を紹介しています。施設によっては、医療相談窓口を設け、自分の病状に適した治療を相談できる場合もあります。

◇世界の情報は

Particle Therapy Co-Operative Group
▶ https://www.ptcog.ch/

編集

公益社団法人日本放射線腫瘍学会 広報委員会・粒子線治療委員会
広報委員会委員長　岡嶋　馨　／　粒子線治療委員会委員長　櫻井　英幸

執筆者

● 編集責任

唐澤　久美子　　東京女子医科大学

● 執筆者（五十音順）

青山　英史　　北海道大学
秋元　哲夫　　国立がん研究センター東病院
荒屋　正幸　　慈泉会　相澤病院
井垣　浩　　国立がん研究センター中央病院
石川　仁　　量子科学技術研究開発機構QST病院
今井　礼子　　量子科学技術研究開発機構QST病院
大野　達也　　群馬大学
岡嶋　馨　　近畿大学奈良病院
荻野　尚　　メディポリス国際陽子線治療センター
荻野　浩幸　　名古屋陽子線治療センター
沖本　智昭　　兵庫県立粒子線医療センター
加藤　弘之　　神奈川県立がんセンター
唐澤　久美子　　東京女子医科大学
岸　和史　　札幌孝仁会記念病院
木元　拓也　　京都府立医科大学
清原　浩樹　　前橋赤十字病院
小藤　昌志　　量子科学技術研究開発機構QST病院
櫻井　英幸　　筑波大学

塩山　善之　　九州国際重粒子線がん治療センター
篠藤　誠　　量子科学技術研究開発機構QST病院
芝本　雄太　　明陽会　成田記念陽子線センター
副島　俊典　　兵庫県立粒子線医療センター附属神戸陽子線センター
高井　良尋　　南東北BNCT研究センター
高木　克　　禎心会　札幌禎心会病院
手島　昭樹　　大阪重粒子線センター
玉村　裕保　　福井県立病院
徳植　公一　　湘南鎌倉総合病院
徳丸　直郎　　兵庫県立粒子線医療センター
戸矢　和仁　　国際医療福祉大学三田病院
西岡　健太郎　　北海道大学
二瓶　圭二　　大阪医科薬科大学
根本　建二　　山形大学
原田　英幸　　静岡県立静岡がんセンター
水本　斉志　　筑波大学
村田　和俊　　量子科学技術研究開発機構QST病院
村山　重行　　静岡県立静岡がんセンター
森　崇　　北海道大学
山崎　秀哉　　京都府立医科大学
山田　滋　　量子科学技術研究開発機構QST病院
山本　道法　　伯鳳会　大阪陽子線クリニック
吉村　均　　高清会　陽子線治療センター
若月　優　　量子科学技術研究開発機構QST病院
脇　隆博　　岡山大学・津山中央病院共同運用　がん陽子線治療センター

刊行にあたって

がんの放射線治療は、最近10年で大きく進歩し、「がんにはより強く、臓器にはやさしい治療」が開発されてきました。

がん治療を担う重要な一翼として、エックス線を用いた高精度治療が普及し、定位放射線治療（ピンポイントで小さい病巣を狙い撃つ方法）や、強度変調照射法（さまざまな形状の腫瘍に対して、正常臓器をよけながらがんに放射線を集中させる方法）により、効果や安全性の向上が期待できるようになってきました。これらの進歩とともに普及しつつある放射線治療が、新たな選択肢としての粒子線治療です。

陽子線治療は世界でも最も用いられている粒子線であり、重粒子線治療は日本の研究が世界をリードしている分野です。また、中性子捕捉療法は、がん細胞を選択して攻撃することができるものです。いずれの治療も、がんに集中して治療することができる優れた治療法として期待されています。

日本放射線腫瘍学会では、粒子線治療の研究開発や普及のために、粒子線治療委員会を組織して対応に当たっています。委員会では、先進医療として実施しているすべての粒子線治療の患者さんを臨床研究に登録して治療成績を解析し、新しいエビデンスを発信しています。この活動によって、2016年から3回の診療報酬改定を経て、陽子線・重粒子では8疾患、中性子捕捉療法では1つの疾患が保険収載され、日本での普及の足掛かりができたところです。

現在、疾患によっては健康保険で受けることができる粒子線治療について、皆様により深くご理解いただき、納得して治療を受けていただけるよう、本書の作成にあたりました。ぜひ一度手に取ってごらんいただき、疑問に思う点があれば、近隣の実施施設にお問い合わせいただけますと幸いです。

2023年6月

日本放射線腫瘍学会　粒子線治療委員会　委員長

櫻井英幸

粒子線治療がしっかりわかる本

2023年 9 月 26 日　第1刷発行

編　　著　公益社団法人 日本放射線腫瘍学会
　　　　　広報委員会／粒子線治療委員会
発 行 者　東島俊一
発 行 所　株式会社 法 研

〒104-8104　東京都中央区銀座1-10-1
http://www.sociohealth.co.jp

印刷・製本　研友社印刷株式会社　　0102

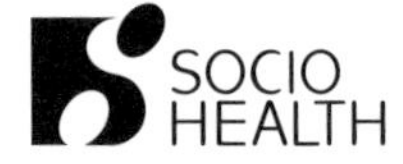

小社は㈱法研を核に「SOCIO HEALTH GROUP」を構成し、相互のネットワークにより“社会保障及び健康に関する情報の社会的価値創造”を事業領域としています。その一環としての小社の出版事業にご注目ください。

ISBN978-4-86756-018-1 C0077　定価はカバーに表示してあります。
乱丁本・落丁本は小社出版事業課あてにお送りください。
送料小社負担にてお取り替えいたします。